건강을 지키는
쑥뜸,
쑥 민간요법

2009년 2월 2일 발행

지은이   겨레한의학연구소
펴낸이   박성진
펴낸곳   도서출판 북피아
주 소   서울시 금천구 가산동 550-1
            롯데 IT 캐슬 2동 1206호
전 화   02) 884-8459
팩 스   02) 884-8462
등 록   제3-970호(1995. 6. 28)

잘못된 책은 구입한 곳에서 바꾸어 드립니다.
값은 뒤표지에 있습니다.
ISBN-13 978-89-87522-88-3 03510

건강을 지키는

북피아 건강 도서 모음 ①

쑥뜸, 쑥 민간요법

겨레한의학연구소 지음

북피아
bookpia

서 문

입맛을 돋우고 피로를 풀어주는 푸른잎 채소 중 하나인 쑥은 우리나라 어느 지역에서나 자라는 여러해살이 풀이다. 쑥은 오랜 옛날부터 우리나라 땅에서 지천으로 자랐기에 우리 조상들은 손쉽게 구할 수 있는 쑥으로 쑥국 · 쑥죽 · 쑥차 · 쑥떡 등 다양한 음식을 해먹었다.

우리 역사를 거슬러올라가보면 쑥은 이미 『삼국유사』 고조선 편에 있는 단군 왕검의 건국신화에도 등장한다. 환웅이 하늘에서 내려와 인간 세상을 구하고자 할 때 사람이 되길 원하는 곰과 호랑이에게 준 것은 영애(靈艾), 즉 영험한 쑥 한 타래와 마늘 20개였다. 이 두 가지만을 먹고 삼칠일 동안 몸을 삼가한 곰은 결국 인간 웅녀로 변하고 환웅과 혼인하여 단군을 낳게 되는 것이다.

우리 조상들이 쑥을 흔한 야생초로 보지않고 이처럼 신령스런 채소로 신화 속에 묘사하였다는 것은 이미 오래 전부터 쑥의 효능을 체험적으로 알았기 때문이라는 것을 짐작할 수 있다.

어떠한 토양에서도 잘 자라고, 제초제를 뿌려도 다시 살아날 만큼 강인한 생명력을 지닌 쑥은 병을 고치는 약재로도 사용되어 한의학이나 민간요법에서도 이용되어 왔다. 허준의 『동의보감』에도 인진호(茵蔯蒿) · 백호(白蒿) · 애엽(艾葉) · 누호(蔞蒿) 등의 쑥이 약재로서 기술되어 있고, 쑥으로 뜸봉을 만들어 쑥뜸을 뜨는 방법이나 쑥즙을 내어 마시는 방법 등도 쓰여 있다.

쑥은 위와 같은 식용이나 약용 외에도 다양하게 이용되었는데, 그 내용이 흥미롭다. 쑥을 태워 모기를 쫓는 등, 집 안의 해충을 물리치는 데에도 사용되는가 하면, 잡귀를 물리치는 요소로 이용되기도 했다. 쑥에 재액(災厄)을 막는 능력이 있다고 여긴 탓에, 궁중에서는 단오 전날에 쑥으로 만든 호랑이인 '쑥범'이라는 노리개를 만들어 신하들에게 나누어 주기도 하였고, 향촌에서는 단옷날 이른 아침에 쑥을 베어다가 엮어서 대문 앞에 매달아 놓기도 하였다. 또한 이사 가는 집에서는 미리 말린 쑥을 태워 잡귀를 물리치는 행위를 한 뒤에 이사를 가는 것이 오랜 풍습으로 남아있기도 하다.

그런데 예로부터 이런 재액을 막는 물건으로 사용된 것들은 아무런 근거 없이 채택된 것이 아니라 과학적으로 살펴보았을 때 그 성분 및 효능 면에서 모두 충분한 이유를 가지고 있다. 예를 들어 악귀를 물리치는 힘이 있다고 믿는 마늘의 경우, 유럽에서 콜레라가 창궐할 때 부적처럼 소지하였는데, 실제로 마늘에는 탁월한 살균작용이 있으며, 또 부정한 것의 침입을 막을 때 마을 어귀나 대문에 매어다는 금줄에 끼우는 숯도 항균, 정수, 정화 작용 등이 있다는 것은 이미 모두 알려진 사실이다. 이런 점으로 미루어 볼 때, 쑥이 가진 살균효과 등이 재액을 막는 요소로 쓰인 근거가 되는 것이다.

실제로 2003년 초 중국과 동남아에서 발생한 '급성 호흡기 증후군(SARS)'으로 인해 온세계가 두려움에 떨고 있을 때 중국, 홍콩 등지에서는 바이러스를 예방하고 살균 효과를 가져오는 민간요법으로서 쑥과 백지, 창출을 태우는 방법이 소개되어 집안 곳곳에 쑥을 피워놓았다고 한다.

　우리 선조들은 우리 흙에서 자라나는 쑥을 여러 가지로 이용하여 왔다. 그에 비하면 우리 현대인들은 쑥의 존재를 잊고 살아왔다. 하지만 요즘은 건강과 다이어트 등이 화두로 떠오르면서 우리가 늘 먹어왔던 것에 대해 다시 생각해보는 계기가 되어 밥상에도 복고풍의 바람이 일고 있다. 더욱이 쑥이 피부에 윤기를 주고, 혈액순환을 도와주며, 오래된 질병을 다스리고, 변비나 위장장애, 간장·신장기능향상에도 도움이 되며, 특히 여성의 냉대하나 생리불순 치료, 임신부에게도 좋은 식품으로 알려짐에 따라 요즘 부인병이나 피부병, 각종 질병을 앓고 있는 사람들이 쑥을 웰빙 식품의 하나로 인식하기 시작했다.

　풍부한 무기질·비타민A 등의 영양소와 치네올·유칼리프롤 등의 약리적 성분을 함유한 쑥은 공해와 스트레스로 찌든 현대인의 몸을 건강하게 만드는 보약이 될 수 있다. 쑥은 전국 어디서나 자생하므로 손쉽게 구할 수 있어서 더욱 좋다. 우리의 민간요법 중에서 쑥처럼 단시간에 그 효과를 입증해 주는 것도 드물다고 한다.

　이러한 쑥이 삶을 건강하게 만드는 데에 도움이 되도록 이 책에는 쑥의 종류, 채취와 손질, 보관 등에 관한 내용은 물론이며, 다양한 이용방법과 그 효능 등을 알기 쉽게 설명해 놓았다. 이 책을 통하여 건강증진을 위한 작은 한 걸음을 시작할 수 있기를 바란다.

제 1 부

쑥에 대하여

제 2 부

쑥으로 만드는 건강식

제 3 부

쑥으로 치료하는 자연요법

제1부 쑥에 대하여

1. 쑥의 분포와 재배

쑥이란 초롱꽃목 국화과 쑥속에 속하는 산쑥, 덤불쑥, 참쑥, 물쑥 따위를 통틀어 이르는 총칭이다. 공식적인 학명은 아르터미지어(Artemisia)이고, 정확한 분류는 '식물계 피자식물문 쌍자엽식물강 합판아강 초롱꽃목 국화과 쑥속'이다.

영어로는 머그워트(mugwort), 웜우드(wormwood)라고 하며, 한방에서는 애엽(艾葉), 애호(艾蒿), 황초(黃草)라고도 한다. 뜸 뜨는 데에 쓰여 구초(灸草)라 하기도 하고, 의학적으로 많이 이용되어 의초(醫草)라고도 불리우는 등 그 종류나 쓰임새에 따라 달리 부른다.

1) 쑥의 분포

쑥은 야생의 역사가 길기 때문에 변종이 많다. 또한 지역마다 특성을 지닌 종으로 변화하였기 때문에 그 성분이 다양하고 이용방법도 다양하다. 전 세계적으로 약 250종이 있으며, 국내에는 약 200여종이 자생할 것으로 추정되지만 보고된 것은 약 40종정도이다. 이들 40종도 실제 종으로 분류되었다기 보다는 형태적 특징에 따라 명명된 것으로 전국적인 조사가 완전히 이루어졌다고 볼 수는 없다.

쑥은 기후와 상관없이 세계 도처에 분포되어 있다. 우리나라를 비롯하여 아시아의 중국·일본·대만·인도 등은 물론, 유럽과 북미 지역에도 자생하고 있다. 심지어 동토의 땅 시베리아나 열사의 사막에서도 자라고 있다. 대부분 여러해살이 풀로서 잎과 열매 등이 식용이나 약용으로 많이 쓰인다.

쑥은 사람이 살아가는 도시 이외의 땅에서는 어디서든지 자라난다. 들판, 길가, 강가, 바닷가 등 장소를 가리지 않는다. 심지어는 해발 4000m 이상의 고산지대에서도 자라고, 자라나는 흙의 종류도 가리지 않는다.

자라나는 장소, 기후를 가리지 않는 것만이 아니고, 제초제에도 다시 살아난다. 일본에서 원자폭탄의 투하로 잿더미가 된 히로시마에서 제일 먼저 살아난 식물이 쑥이었다고 한다.

쑥쑥 자란다고 쑥이라 하였다는 이야기가 있을 정도로 강한 생명력을 지닌 쑥은 농사꾼에게는 없애기 어려운 골치 아픈 잡초이기도 하지만 한편으론 그 생명력이 인간에게 많은 혜택도 주고있다.

2) 쑥의 재배

예전에는 지천에 널려있는 쑥을 뜯어다가 직접 말리거나 데쳐서 사용했지만 요즘에는 도시화가 되어 주변에서 쉽게 쑥을 뜯기 어려운 경우가 많으므로 대단위로 쑥을 재배하여 식용이나 약쑥으로 판매한다.

쑥은 비옥한 토양에서는 물론 척박한 토양에서도 잘 자라는데, 쑥을 재배하는 토양은 물 빠짐이 좋고 비교적 큰 모래가 많은 땅이 좋다. 습지보다는 건조한 곳에서 잘 자란다. 햇볕을 좋아하지만 그늘진 곳에서도 비교적 잘 자란다. 추위에도 강해서 겨울에도 영하로만 내려가지 않도록 비닐 터널이나 하우스 같은 약간의 시설만으로도 잘 자란다.

2. 우리나라의 쑥

국내에서 흔하게 볼 수 있는 쑥들은 생김새가 거의 비슷비슷해 전문가가 아니면 구분하기가 매우 힘들다. 보통은 잎 뒷면에 흰 털이 빽빽이 나 있어 희뿌옇게 보이며, 줄기는 곧게 서고 가지를 친다. 잎은 마디마다 어긋나게 자리 잡고 있으며 길쭉한 타원모양을 띠고 있다. 8~9월경이 되면 줄기 꼭대기에 꽃잎이 없는 옅은 갈색의 작은 꽃이 이삭모양으로 핀다.

쑥의 크기는 종류마다 조금씩 다르지만 성장하였을 경우 수십 센티미터나 된다. 땅속줄기는 특히 발달하여 번식력이 강하다.

1) 쑥과 약쑥의 구분

일상생활에서 사용하는 쑥의 구분은 식물도감에 나오는 것과 같은 학술적인 구분과는 조금 다르다. 학술적인 구분은 종의 구분에 기초를 하고 있지만, 민간에서의 구분은 용도에 따라서 구분을 하고 있기 때문이다. 보통 식용과 약용, 식약 겸용으로 구분을 한다. 그러나 식용으로 구분이 되지 않는다고 하더라도 모든 쑥은 식용이 가능하다. 쑥에는 독이 없으므로 모든 쑥은 인체에 나쁜 영향을 끼치지 않기 때문이다.

민간에서 쑥의 구분은 크게 다음과 같은 3가지의 용도에 따라서 쑥을 구분하고 있다.

첫 번째는 복용을 위한 쑥이다. 보통 인진쑥을 많이 사용한다.

두 번째는 쑥뜸을 목적으로 하는 약쑥이라고 하는 것이다. 약쑥은 일반적으로 민간에서 사용하는 단어로 어떤 쑥인지는 정확하게 정해져 있지는 않지만 황해쑥이나 사재발쑥, 참쑥 등을 사용한다.

세 번째는 식용 쑥이다. 모든 쑥은 먹을 수 있지만 우리가 쉽게 볼 수 있는 것을 먹는다. 또한 쑥의 어린잎만을 먹는 것이 부드럽고 먹기에도 좋다.

2) 쑥의 종류

1. 가는잎쑥 (Artemisia Subulata Nakai)

다년초로서 줄기는 곧게 섰으며 가늘고 길며, 높이는 약 1m 내외이다. 땅속줄기는 옆으로 뻗으면서 퍼지며 거미줄 같은 털이 있으나 성장하면서 점점 없어진다. 꽃은 엷은 황갈색이고 8~9월에 핀다. 물쑥과 비슷하나 잎이 갈라지지 않고 톱니가 없는 것이 다르다. 강원도에 야생한다.

2. 개똥쑥 (Artemisia annua Linne)

길가의 불모지에서 자라는 일년초로서 전체에 털이 없고 특이한 냄새가 난다. 줄기는 녹색이고 가지가 많이 갈라졌으며 높이는 약 60~90cm이다. 꽃은 녹황색이고 6~8월에 핀다. 한방에서는 어린잎을 건위제(健胃劑)로 사용한다.

제주도, 충남에 야생하며 시베리아, 서부아시아, 동부유럽에 분포한다.

3. 개사철쑥 (Artemisia apiacea Hance)

냇가의 모래땅에서 자라는 2년초로서 전체에 털이 없고 줄기 높이 1m내외이며, 고유의 냄새가 난다. 꽃은 녹황색이고 7~9월에 핀다. 어린잎을 나물로 식용하거나 선병질(腺病質) 및 허약체질에 사용한다.

제주도, 충남, 강원, 경기, 황해도에 야생한다. 지리적으로는 일본, 중국, 만주에 분포한다.

4. 구와쑥 (Artemisia laciniata Willd)

백두산지역에서 자라는 다년초로서 줄기 밑의 잎은 자루가 있고 높이는 25~40cm이다. 어릴 때는 거미줄 같은 털이 있으며, 가지는 갈라지며 자란다. 꽃은 황갈색이며 10월에 핀다.

함경북도에 야생한다. 지리적으로는 일본, 만주, 중국, 인도, 시베리아, 유럽에 분포한다.

5. 그늘쑥 (Artemisia Sylvatica Max.)

산에서 자라는 다년초로서 줄기 높이가 1.5m이상에 달한다. 홈이 파진 능선(稜線)이 있으며 가지에 거미줄 같은 털이 있다. 밑 부분의 잎은 꽃이 필 때쯤 없어진다. 꽃은 갈색으로서 8~10월에 핀다. 어린잎을 식용으로 쓴다.

전라남도, 강원도, 경기도, 평안도, 함경북도에 야생한다. 지리적으로는 만주, 중국, 동시베리아에 분포한다.

6. 금쑥 (Artemisia aurata Komarov)

다년초로서 전체에 털이 없고 줄기는 곧게 섰으며 가지가 갈라졌고, 높이는 30cm내외이다. 사철쑥에 비해 전체에 털이 없다. 꽃은 머리를 수그리지 않으며 황색이고 8~9월에 핀다. 개울, 벌판이나 길가에 난다.

함경북도에 야생한다. 지리적으로는 만주, 동시베리아에 분포한다.

7. 넓은잎외잎쑥 (Artemisia Stolonifera (Max.) Kom)

산에서 자라는 다년초로서 전체에 부드러운 털이 있다. 줄기는 곧게 섰고 높이는 약 1m이다. 땅속뿌리가 사방으로 뻗으면서 번식한다. 꽃은 황갈색으로 8~10월에 핀다.

전국에 야생한다. 지리적으로는 일본, 만주에 분포한다. 어린잎은 식용한다.

8. 더위지기 (Artemisia iwayomogi Kitamura)

높이가 1m에 달하는 낙엽관목(落葉灌木)으로서 기부(基部)가 수질화(水質化)되며 윗부분에서 가지가 갈라진다. 꽃은 8월에 핀다. 어린잎을 소염성 이뇨제(消炎性 利尿劑)로 사용한다.

9. 더위지기 (Artemisia Messer-Schmidtiana Besser Var)

흰사철쑥이라 불리기도 한다. 우리나라에서 말하는 인진쑥, 인진호(茵蔯蒿)는 사철쑥과 더위지기를 말한다.

산의 양지바른 곳이나 들에서 자라는 낙엽, 활엽 관목(灌木)이다. 잎은 2회 깃털모양으로 길게 째어졌고 찢어진 잎은 선형이며, 끝이 날카롭고 톱니가 없거나 또는 작은 톱니가 있다. 뒷면은 녹색이고 가는 털이 있다. 꽃은 황색으로 7~8월에 핀다. 인진쑥은 황달을 낫게 하고 소변이 잘 나오게 하며 습과 열을 없애는데 매우 좋은 약이다.

분포는 수직적으로는 표고 100~180m까지 분포한다. 전라북도 덕유산, 경북, 충북, 강원, 경기, 황해, 평안도, 함경남도에 야생하며, 지리적으로는 일본, 알타이지방, 시베리아, 몽골, 만주에 분포한다. 줄기와 잎은 약용으로 사용한다.

10. 덤불쑥 (Artemisia rubripes Nakai)

산의 풀밭이나 냇가의 건조한 곳에서 자라는 다년초이다. 잎은 곧게 섰고 높이는 약 1.5m 내외이며 줄기면은 가끔 자주색을 띠며 가지가 많이 갈라졌다. 갈라진 잎은 끝이 뾰족하고 너비 5~7mm로서 표면 중앙에 털이 있으며 뒷면에 거미줄 같은 흰색 털이 많고 가장자리에 드문드문 톱니가 있다. 꽃은 엷은 갈색으로 8~10월에 핀다. 어린잎은 식용으로 쓴다.

강원도, 특히 금강산이나 설악산, 경기도, 평안북도, 함경남도에 야생한다. 지리적으로는 일본, 만주, 중국에 분포한다.

11. 맑은대쑥 (Artemisia Keiskeana Miquel)

개제비쑥이라고도 한다. 산지에서 흔히 자라는 다년초로서 줄기는 가늘고 길며 높이는 약 30~80cm이다. 줄기와 잎 뒤에는 갈색의 가는 털이 있다. 꽃은 엷은 황색으로 7~9월에 핀다. 어린 순은 나물로 먹고 뿌리는 생리불순이나 임포텐츠에 약용으로 쓴다.

우리나라 전국 각지에 야생한다. 지리적으로는 일본, 만주, 중국에 분포한다.

12. 명천쑥 (Artemisia leucophylla Turczaninow)

들에 나는 다년초로 줄기 높이는 30cm 이상이다. 잎은 약간 촘촘히 어긋나 깃털모양으로 나뉘어져 있다. 꽃은 엷은 갈색으로 8월에 핀다.

우리나라에는 함경북도에 야생한다. 지리적으로는 몽고, 중국, 만주에 분포한다.

13. 물쑥 (Artemisia Selengensis Turczaninow)

『동의보감』에서 누호(蔞蒿)라고 하는 것이 이것이다. 냇가의 약간 습한 곳에서 자라며 다년초로 땅속뿌리를 뻗어 번식하며 줄기는 곧게 섰고 높이는 120cm에 달한다. 꽃은 엷은 갈색으로 7월에 핀다. 국을 끓이거나 나물로 먹으면 좋다.

황해도에 야생한다. 지리적으로는 만주, 중국, 동 시베리아에 분포한다. 어린잎을 먹는다. 맛이 달면서 맵다.

14. 비단쑥 (Artemisia lagocephala Var, triloba Herder)

북부지방의 고산지대에서 자라는 관목과 초본의 중간형태인 아관목(亞灌木)으로 높이가 60cm이다. 어린 가지에 흰색털이 있고 꽃은 8월에 핀다. 용도는 관상용이다.

수직적으로는 2,200m까지 분포하며, 함경북도에 야생한다. 그 밖에 오호츠크 연해지방, 캄차카, 동시베리아, 중국 흑룡강유역에 분포한다.

15. 비쑥 (Artemisia scoparia Waldstein et Kitaibel)

바닷가 모래땅에서 자라는 다년초로 줄기 높이가 약 60~90cm이며 줄기잎은 적갈색을 띤다. 향기가 없고 전체에 회백색의 가는 털이 있다. 꽃은 8~9월에 피는데, 사철쑥에 비해 꽃이 큰 편이다.

비쑥은 바닷가 모래밭이나 돌틈에서 자라나는데, 사철쑥과 닮았으나 향기가 다르다. 또 사철쑥은 줄기가 나무처럼 되어있어 겨울에도 죽지않고 살아있으나 비쑥은 겨울에 줄기가 완전히 말라버린다.

비쑥은 염증으로 소변이 잘 안 나올 때 효과가 좋으며, 요도염, 신경쇠약, 신장과 방광의 결석을 용해하는데 효력이 크다. 그래서 방광의 결석을 없애기 위하여 비쑥 달인 물을 복용하는 경우가 많다. 또한 여성들의 질병인 산후통, 산후 하혈, 자궁 출혈 등에 효과가 있고 임신한 여성의 보약, 기침, 가래, 기생충, 설사 등에도 효과적인 것으로 알려져 있다.

제주, 울릉도, 인천, 강화도, 강원도 통천(通川) 등에 자생한다. 지리적으로는 일본, 만주, 인도, 중국, 시베리아에 분포한다.

16. 뺑쑥 (Artemisia feddei Leveill, et Vaniot)

전국에서 흔히 자라는 다년초로 땅속 뿌리를 길게 뻗어 번식한다. 줄기 높이가 약 1~1.5m로 단단하고 간혹 비대하며 가지가 많이 갈라졌다. 가지는 자줏빛이 돈다. 꽃은 갈색으로 8~9월에 핀다.

17. 사철쑥 (Artemisia capillaris Thunberg)

약명으로는 인진, 인진호(茵蔯蒿)라 하고, 애탕쑥이라 불리기도 한다. 냇가의 모래땅에서 자라는 다년초로서, 줄기 높이는 30~69cm정도이다. 줄기는 곧게 섰고 가지가 갈라졌으며 하부는 수질(水質)이다. 자랄수록 나무처럼 변화하고 가지가 많이 갈라졌다. 꽃은 8~9월에 피며 황색이다. 줄기와 잎은 식용과 약용으로 쓰인다.

전국에 야생한다. 지리적으로는 일본, 만주, 중국, 대만, 필리핀에 분포한다. 일본이나 중국에서 말하는 인진(茵蔯)이나 인진호(茵蔯蒿)는 이 쑥을 말한다.

18. 산쑥 (Artemisia gigantea Kitamura)

산에서 자라는 다년초로 줄기 높이는 약 1.5m~2m이다. 잎은 서로 어긋나 있고 잎자루가 있으며 깃털모양으로 깊게 째어졌다. 꽃은 엷은 황색으로 8~9월에 핀다. 어린순을 식용으로 쓰고 잎은 말려서 뜸쑥을 만든다.

전국에 야생한다. 지리적으로는 일본에 분포한다.

19. 산흰쑥 (Artemisia stelleriana Besser)

북부 동해안 모래땅에서 자라는 다년초로 전체에 부드러운 털이 많이 있고 잎은 도란형(倒卵形)으로 높이는 20~60cm이다. 꽃은 엷은 황색으로 8~9월에 핀다. 『동의보감』에서 말하는 백호(白蒿)가 이것이며, 성질은 평하고 맛은 달며 독이 없다.

함경도에 야생한다. 지리적으로는 일본, 캄차카에 분포한다.

20. 섬쑥 (Artemisia hallaisanensis Nakai)

산에 나는 다년초로서 줄기는 곧게 섰고 가늘고 길다. 가지가 갈라지지 않고 거의 털이 없으며 높이는 20cm 내외이다. 꽃은 엷은 황갈색으로 8~9월에 핀다. 제주도에 야생한다.

21. 실제비쑥 (Artemisia angustissima Nakai)

부산, 경상북도 성주 및 백두산지역에서 자라는 다년초로 높이는 60 ~90cm이고 제비쑥과 비슷하지만 잎이 깃털모양으로 잘게 갈라지는 것이 다르다. 꽃은 담황색(淡黃色)으로 9월에 핀다.

함경남도 부전고원에 야생한다.

22. 약쑥(Artemisia asiatica Nakai)

다년초로서 줄기 높이는 약 60~90cm이며 흰색의 털이 많이 있다. 잎은 어긋난 긴 알 모양이며 1~2회 깃털모양으로 찢어졌다. 찢어진 잎은 타원형이며 끝이 뭉툭하고 뒷면에는 흰색의 털이 많고 향기가 있다. 꽃은 붉은 자주색으로 7~10월에 핀다.

약재로 이용하는 쑥으로 흔히 애엽(艾葉), 빙대(氷臺), 의초(醫草), 사재발쑥, 산쑥(artemisia montana), 뜸쑥 등으로도 부르며, 성질이 따뜻하고 맛은 달며 독이 없다. 한방에서는 줄기와 잎은 단오 전후에 채취하여 그늘에 말려서 사용한다. 뜸쑥의 원료로도 사용하고 어린잎은 식용한다.

우리나라 전국에 야생한다. 지리적으로는 일본, 중국, 타이완에 분포한다.

23. 율무쑥 (Artemisia Koidzumi Nakai)

높이가 35~100cm에 달하는 다년초로 뿌리가 옆으로 길게 뻗고 백색의 긴 털이 있다.

24. 율무쑥 (Artemisia Megalobotrys Nakai)

다년초로 줄기 높이는 1m 내외이고 거의 가지가 갈라지지 않았다. 잎은 어긋나기하며 거의 잎자루가 없다. 길이 4~12cm이고 깃털모양으로 가운데가 째어졌다. 꽃은 황백색이며 8월에 핀다.

분포는 함경남도(기전고원, 백두산)에 야생한다. 지리적으로는 일본에 분포한다.

25. 외잎쑥 (Artemisia Viridissina (Komarov) Pampanini)

설악산 이북 고산지대의 계곡에서 자라는 다년초로 줄기는 군생(群生)하고 곧게 섰으며 높이는 약 60~90cm이다. 땅속줄기는 옆으로 뻗으며 짙은 녹색이고 윗부분에 털이 약간 있으며 가지가 짧다. 뒷면에는 가는 털이 많이 있고 흰색이다. 꽃은 엷은 황색으로 7~8월에 핀다.

분포는 강원도 설악산, 평안남도, 함경남도에 야생한다. 지리적으로는 일본에 분포한다.

26. 인도쑥 (Artemisia dubia Wallich for elatior Pampanini)

들에 나는 다년초로 줄기 높이는 60cm내외이고 가지가 많이 갈라졌다. 잎은 어긋나기하며 길이는 약 6~12cm이고 1~2회 깊게 째어졌다. 참쑥에 비해 전체에 가는 털이 많이 있다. 꽃은 엷은 갈색으로 6~7월에 핀다.

27. 제비쑥 (Artemisia japonica Thunberg)

자불쑥이라 하기도 한다. 산에서 흔히 자라는 다년초로 전체에 거의 털이 없고 줄기 높이 약 60~90cm이다. 잎은 어긋나기하며 쐐기형이다. 기부(基部)는 좁으며 톱니가 없고 상단은 넓으며 뾰족하게 째어졌다. 꽃은 엷은 황색으로 7~9월에 핀다.

『동의보감』이나 그 밖의 한의서에서 청호(淸蒿), 초호(草蒿)라고 한다. 냄새가 향기롭고 색이 진하게 푸른 것이 좋다고 한다. 『방약합편』에는 제비쑥은 열을 잘 내리고 허한증과 식은 땀을 잘 치료한다고 하며, 『본초강목』에는 유황독을 억제한다고 되어 있다. 어린잎은 식용한다.

분포는 전국 각지에 야생한다. 지리적으로는 일본, 대만, 만주, 중국, 필리핀에 분포한다.

28. 참쑥 (Artemisia mongolica Fischer)

부엉다리쑥이라고도 한다. 다년초로서 줄기는 곧고 높이는 약 1m이며 줄기 면에 털이 있다. 잎은 긴 알 모양이고 깃털모양으로 갈라졌고 갈라진 잎은 피침형이고 뒤쪽에 흰털이 있다. 쑥에 비해 잎은 가늘고 째어졌고 전체에 가는 털이 적다. 꽃은 엷은 붉은색이고 8~10월에 핀다. 어린잎은 식용한다.

분포는 전국 각지에 야생한다.

29. 참쑥 (Artemisia lavandulaefolia D.C.)

북부지방에서 자라는 다년초로 높이는 15~20cm이며 땅속 줄기는 옆으로 자란다. 뒷면은 흰색의 가는 털로 덮여있다. 꽃은 8~9월에 핀다. 어린순을 식용하고 성숙한 것은 산후조리용으로 사용한다.

참쑥은 주로 뜸쑥으로 많이 이용되고, 이질, 토혈이나 새살을 잘 돋게 한다. 또 부인의 하혈을 치료하고, 음기를 잘 통하게 하며 자식을 잘 낳게 한다고 한다.

30. 큰비쑥 (Artemisia fukudo Makino)

바닷가에서 자라는 2년초로 높이 30~90cm이고 백녹색이 돌며 향기가 있다. 원줄기는 곧게 자라며 자줏빛이 돈다. 어린 줄기는 잎과 더불어 거미줄 같은 털로 덮여 있으며, 밑에서부터 가지가 많이 갈라진다. 꽃은 9월에 피며 황갈색이다.

31. 큰제비쑥 (Artemisia japonica Thunberg Var.)

다년초로 전체에 거의 털이 없고 줄기 높이는 약 1m이다. 잎은 어긋나기하며 쐐기모양으로 3갈래로 깊게 째어졌다. 꽃은 엷은 황색으로 8월에 핀다. 산이나 들에 난다.

우리나라 경상북도, 함경남도에 야생한다. 그 밖에 만주에 분포한다.

32. 타래쑥 (Artemisia princeps Var. Orientalis (pampan))

높이가 60~120cm에 달하는 다년초로서 원줄기에 선이 있으며 전체가 거미줄 같은 털로 덮여있다. 뿌리줄기는 옆으로 뻗으면서 군데군데에서 싹이 나와 군생한다. 꽃은 7~9월에 핀다. 어린순을 식용으로 하고 성숙한 것은 약용한다.

33. 털산쑥 (Artemisia Sacrorum subsp)

황해도 이북에서 자라는 관목과 초본의 중간형태인 아관목(亞灌木)으로 높이가 70cm에 달하고 밑에서 가지가 많이 갈라지며 어린 가지에 털이 있다. 표면에는 털이 없고 오목하게 파인 점들이 있고 뒷면에는 흰색의 가는 털이 많이 있다.

34. 털산쑥 (Artemisia Gmelini Stechmann Var)

산기슭의 바위틈에서 자라는 낙엽, 활엽 관목이다. 꽃은 작고 많으며 7~8월에 핀다. 산쑥에 비해 갈라진 잎의 모양은 가늘고 뒷면에 흰색의 가는 털이 많이 있다. 줄기와 잎은 약용으로 사용한다.

수직적으로는 100~1,000m에 분포하며 경기도의 소요산, 용문산 등과 황해도, 함경북도에 야생한다. 지리적으로는 만주, 동 시베리아, 히말라야 산맥에 분포한다.

35. 황해쑥 (Artemisia argyi leveille / Artemisia nutantiflora Nakai)

중부지방에서 자라는 다년초로서 전체에 가는 털이 많고 줄기는 곧으며 높이는 약 1m (45~120cm)로 가지가 많이 갈라졌다. 꽃은 황색이며 7~8월에 핀다. 사철쑥에 비해 잎의 뒷면에 백색털이 많이 있다. 줄기와 잎은 약용으로 사용한다. 방약합편에 황해쑥은 경맥을 잘 통하게 하고 비위를 덮혀주며, 사기(邪氣)를 몰아내며 태루(胎漏)와 가슴앓이에 모두 넣어 쓴다고 되어 있다.

수직적으로는 100~300m까지 분포하고 황해도, 평안남도에 야생하며, 지리적으로는 만주에 분포한다.

36. 흰쑥 (Artemisia siebersiana Willdenow)

중부 이북에서 자라는 다년초로 줄기는 곧고 장대하며 높이는 20~150cm정도 자란다. 가지는 많이 갈라졌고 골이 파진 능선(稜線)이 있으며 백색의 털이 있다. 가지는 윗부분에서 갈라진다. 꽃은 황갈색으로 8~9월에 핀다.

전라북도 덕유산, 충남, 강원, 경기, 함경도에 야생한다. 지리적으로는 만주, 몽골, 중국, 인도, 시베리아에 분포한다.

3. 쑥의 성분

쑥은 칼륨, 칼슘, 철분, 비타민류, 섬유질, 효소 등의 우수한 여러 가지 영양소를 함유하고 있다. 또한 짙은 엽록소와 강한 방향(芳香)의 정유(精油) 성분으로 쓰여 다양한 약리적 성분을 함유하고 있는 훌륭한 알칼리성 식품이다.

항균효과를 가지고 있는 것으로 알려진 정유는 인진쑥의 경우 약 96가지 성분으로 이루어져 있고, 사재발쑥은 약 65가지, 황해쑥은 약 60가지 성분으로 구성이 되어 있다. 쑥에 함유된 정유의 50%를 차지하는 시네올(Cineol)이라는 향기성분은 해열 및 진정효과, 소화액 분비 등의 작용을 하여 정신을 맑게 하고 이상뇌파의 흥분을 안정시키며 위장의 이상발효를 억제시킨다.

쑥에서 약효를 내는 중요한 성분은 바로 엽록소(chlorophyll)이다. 엽록소는 암을 예방하고 피를 맑게 해주는 조혈작용과 살균, 미세혈관 확장작용, 신진대사촉진, 항알레르기작용 등의 다양한 역할을 하고 있다. 쑥의 엽록소는 다른 여러 가지 녹색채소의 엽록소에 비해 효과가 크고 체내에 들어와 빠르게 작용하는 특징을 갖고 있다.

쑥이나 말린 쑥에 있는 타닌 성분 중에 카페테인이라는 물질은 노화 방지 및 알레르기성 병의 예방에 도움이 된다.

또한 쑥에는 무기질과 비타민의 함량이 많다는 것이 특색 중의 하나이다. 쑥에 풍부한 칼륨은 이뇨작용과 함께 과다한 나트륨 이온의 배출을 촉진시키는 효과가 있어서 염분의 과잉 섭취를 조절하는데 좋다. 그러므로 고혈압 환자 뿐만 아니라 짜게 먹는 습관을 가진 사람에게는 더욱 좋은 식품 중의 하나이다.

쑥은 비타민 A, B, C, D가 모두 함유되어 있는데, 특히 비타민 A와 C가 풍부하다. 비타민이 풍부하다는 다른 봄나물과 비타민 A의 함유량을 비교해 보면, 100g당 달래 304㎍RE, 냉이 189㎍RE, 쑥 563㎍RE으로 쑥이 확실히 비타민A가 풍부하다는 것을 알 수 있다.

비타민A는 노화 방지, 면역 기능 항진 등의 작용을 하고, 아연과 생리불순이나 무월경일 때에 호르몬이 조화를 이루도록 돕는 작용을 한다. 또한 비타민C, B6, 마그네슘 등과 함께 신장이나 방광 결석을 예방하는 작용을 하기도 한다.

비타민C는 해독작용, 피로예방, 알레르기 예방 등에 도움을 주고, 위장에 서식하며 위암을 일으키는 미생물에 의한 암을 예방해 주는 등의 역할을 하며, 쑥은 같은 중량의 귤과 비타민C의 함량이 비슷하다.

그 밖에 최근 독일 튀빙엔의 한 연구 결과에 따르면 쑥에 있는 아르테미시닌(Artemisinin)이라는 물질이 말라리아 충을 죽이는 효과가 있어서 말라리아 치료제를 만들기 위해 여러 종류의 쑥을 시험재배한다고도 한다.

✦ 생리 활성 성분

Essential oils : Cineol, terpinen-4-ol

β-Caryophyllene

linalool

Artemisia alcohol

Camphor

Borneol

Tetracosanol

β-Sitosterol, l-chebulachitol, l-inositol, heptadec-1 ,7, 9-trien-11, 13, 15-triyne, tetradeca-8, 10, 12-triyne-6-ene-3-one 및 methyl 2-decen-4, 6, 8-triynate

Vitamin : A, B, C, D, cholin

Essential oil

⊕ 쑥 100g에 함유되어 있는 영양소 (농촌진흥청, 2001년 개정판)

열량	68kcal	칼륨	1103mg
수분	71.9g	비타민A	563㎍ RE
단백질	5.3g	비타민B1	0.12mg
지질	0g	비타민B2	0.32mg
당질	15.3g	나이아신	0.8mg
섬유질	4.7g	비타민B6	0.08mg
회분	2.8g	비타민C	33mg
칼슘	230mg	비타민E	3.2mg
인	65mg	비타민K	340㎍
철분	4.3mg	판토텐산	0.55mg
나트륨	11mg	엽산	190㎍
아연	0.6mg	마그네슘	29mg

🏵 한국인 20세~75세 이상 1일 영양권장량(2000년 제7차 개정)

	남	여
열량	1800~2500kcal	1600~2000kcal
단백질	60~70g	55g
비타민A	700μg RE	700μg RE
비타민B1	1.0~1.3mg	1.0mg
비타민B2	1.2~1.5mg	1.2mg
나이아신	13~17mg NE	13mg NE
비타민B6	1.4mg	1.4mg
비타민C	70mg	70mg
비타민D	5~10μg	5~10μg
비타민E	10mg	10mg
엽산	250μg	250μg
칼슘	700mg	700mg
인	700mg	700mg
철분	12mg	12~16mg
아연	12mg	10mg

4. 쑥의 효능

사람들은 쑥의 효능을 고대에서부터 알고 지내왔다. 그런 이유로 우리나라의 건국신화에도 등장하는 것이다. 이런 쑥은 우리나라뿐만 아니라 고대의 이집트인, 그리스인들에 의해서도 여러 가지 질병의 치료에 이용되어왔다. 류머티즘, 황달, 편도선염, 중풍, 괴혈병, 중이염 등에 사용하였고, 특히 회충을 죽이는 효과가 컸다. 일부 사람들은 강장제로 애용하기도 하였다고 한다.

11세기의 아라비아 의학자들은 쑥을 식욕증진을 위하여 사용을 하였고, 14세기의 이탈리아 학교에서는 배멀미를 치료하는 약으로 가르쳤으며, 프랑스의 일부 약학자들도 식욕증진의 효과가 있다고 하였다.

중국 명나라 때 의사 이시진이 쓴 본초강목(本草綱目)에서는 "쑥즙은 내장을 따뜻하게 하고, 냉(冷)을 몰아내며, 습(濕)을 덜어준다"고 하며 "쑥잎을 쓸 때에는 오래 묵은 것이 좋다."고 하였다. 또 맹자(孟子)도 "7년 병에 3년 묵은 쑥을 쓰라"고 하였다.

일본에서는 감기에 걸리거나 두통이 있으면 쑥차를 다려 마시고, 신경통이나 냉증(冷症)일 때는 쑥탕에 몸을 담갔다. 알레르기나 간염에는 쑥즙을 복용하였고 타박상이나 찢어진 외상의 지혈용으로 쑥을 짓찧어 붙이곤 하였다. 또 해열, 이뇨, 강장, 구충에도 이용을 하였다.

우리나라에서도 동의보감이나 방약합편(方藥合編) 등에서 인진쑥은 황달을 낫게하고 습과 열을 없애는데 매우 좋은 약이라고 하는 등 약재로서의 쑥이 자세하게 소개되어 있다.

이러한 쑥이 현대에 오면서 그 성분과 효능이 점차 입증되어 마늘, 당근과 더불어 성인병을 예방하는 3대 식물로 꼽히는 정도가 되었으며, 현대인들이 많은 관심을 갖는 노화 방지, 비만 해소, 간 기능 개선 등에도 좋은 영향을 주는 식품임이 밝혀졌다.

쑥의 효능에 대하여 살펴보면 다음과 같다.

1) 쑥에는 해독, 살균작용 등이 있다.

쑥에는 다른 채소에 비해 더욱 풍부한 엽록소와 비타민, 미네랄 등이 있어서 각종 약품, 비료, 농약 등의 독소를 분해하여 체외로 내보내는 해독작용을 하며, 간의 해독기능과 지방 대사를 원활하게 한다.

특히 쑥의 엽록소는 피를 맑게 해주며 살균작용, 신진대사 촉진 등에 도움을 준다.

2) 쑥은 노화방지에 좋은 식품이다.

노화라고 하는 것은 나이를 먹는 것에 따라 몸의 세포 수가 줄고 세포의 기능이 약해져가는 것이다. 그러한 노화의 이유로서 가장 유력한 설로 인정되는 것은 활성 산소 이론(Free Radical Theory)이다.

이 활성산소는 대단히 불안정한 구조를 가지고 있기 때문에 다른 분자와 반응하여 안정된 구조를 가지려는 특징이 있다. 그래서 사람의 몸 속에 있는 단백질이나, 지방, 세포막 또는 유전자까지 공격하여 산화시키므로 활성 산소와 결합하여 산화된 것들은 정상적인 기능을 할 수 없는 것이다.

그런데 쑥에 함유된 다량의 비타민 A와 C는 활성산소의 활동을 억제하여 우리 몸이 노화되고 손상되는 것을 막아주는 항산화제의 역할을 한다. 쑥에 있는 타닌 성분도, 인체 내의 불포화 지방산이 자외선이나 방사선 등의 영향으로 혈액 중의 산소와 결합하여 과산화지질이 생성되는 것을 강력하게 억제하여 세포의 노화를 방지한다.

3) 쑥은 간기능 개선에 효과가 있다.

잦은 술, 담배, 과다한 업무와 스트레스에 노출되어 있는 남성의 입장에서 보면 쑥은 탁월한 효능을 발휘한다. 우리나라 최고의 한의서인 동의보감에 보면 '쑥은 간과 신장을 보하는데 특효가 있다'고 나와 있다. 확실히 쑥에는 간기능을 활성화시켜주는 영양성분과 많은 활성영양소, 비타민 미네랄이 풍부하게 포함되어 있어 술자리 모임이 잦은 남성들의 경우 쑥을 잘 이용하면 간장보호와 숙취제거에 도움을 줄 수 있다.

4) 쑥은 비만 해소에 도움을 준다.

쑥은 혈액과 밀접한 관계가 있어 몸속의 더러운 피를 걸러주고 부족한 피를 보충해주어 피를 맑게 한다. 또한 혈액 속에 있는 콜레스테롤치를 줄여 혈액순환을 용이하게 하여 혈압조절 및 지방 대사를 도와 몸속의 노폐물을 제거하는데도 탁월한 효능이 있다. 또한 쑥이 지닌 양질의 섬유질은 장의 연동운동과 점액분비를 원활하게 하여 쾌변을 도와준다. 이처럼 혈액 순환, 신진대사에 도움을 주어 노폐물 제거에 도움을 줌으로써 비만에 도움이 된다.

5) 쑥은 각종 여성병에 특별한 효능을 가진다.

쑥은 여성에게도 많은 효과를 발휘하여 각종 여성 질환에 효과를 가져다준다. 쑥잎을 차로 달여 마시면 각종 부인병과 복통에 효과가 있고, 산후 하혈·자궁출혈 등에도 흔히 사용된다. 특히 임산부의 태반을 편안하게 하는 작용이 있어 임신한 여성의 보약으로 널리 이용되기도 한다.

쑥으로 산모의 대변하혈이 있거나 산후복통, 월경불순, 음부의 각종 질병 등을 치료 할 수 있기 때문이다. 또 쑥은 건강하게 임신할 수 있는 몸으로 만들어 주고 태를 편안하게 해준다.

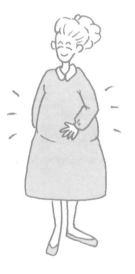

특히 사무직에 종사하는 여성들의 경우 몸이 냉해질 수 있는데, 쑥에는 몸을 따뜻하게 해주는 기능과 피를 맑게 해주는 효능이 있어 여성들의 생체리듬과 활성화에 큰 도움이 되고, 겨울철 추위를 많이 타는 사람도 쑥을 오래 먹으면 몸속의 냉기를 몰아내 몸을 따뜻하게 해주는 효과를 볼 수 있다.

이처럼 쑥이 여성들에게 좋기 때문에 근래에 증가하는 불임에 대한 치료에도 효과가 있다는 견해도 나오고 있다.

✿ 임신이 되었는가를 시험하는 방법[驗胎法]

2~3개월 동안 월경을 하지 않으면 임신을 의심하게 되는데, 반대로 피가 엉긴 것[血滯]도 의심해야 한다. 가슴이 답답하고 추웠다 열이 났

다 하고 정신이 흐릿한 데는 신방험태산(神方驗胎散)으로 시험해 본다.

애초탕(艾醋湯)으로도 시험할 수 있다.

• 신방험태산(神方驗胎散)

천궁[雀腦芎](좋은 것) 40g, 당귀(하나의 무게가 40g이 되는 것에서 28g만 쓴다).

위의 2가지 약을 보드랍게 가루내어 2몫으로 나누어 좋은 쑥을 진하게 달인 물 1잔에 타서 먹거나 좋은 술에 타서 먹고 4~6시간 지난 뒤에 배꼽 아래가 약간 꿈틀거리는 현상이 잦아지면 임신이 된 것이다. 꿈틀거리다가 멎으면 아무 일 없다. 만일 임신이 아닌 때에는 꿈틀거리지 않는다. 만일 잘 알 수 없으면 다시 홍화 달인 물[紅花湯]에 타서 먹으면 정확히 알 수 있다.

• 애초탕(艾醋湯)

임신이 되고 안 된 것을 시험하는 데 쓴다. 좋은 식초에 애엽을 달여 반 잔을 먹고 배가 몹시 아프면 임신된 것이고, 아프지 않으면 임신이 아니다.

6) 쑥은 위장을 건강하게 한다.

예로부터 오월 단오에는 쑥즙을 짜서 마셨는데, 그렇게 하면 위장이 튼튼해져 한 해동안 소화흡수가 잘되고 더위도 먹지 않는다고 하였다. 실제로 쑥의 혈액순환 기능은 위 점막의 혈행이 개선되도록 한다. 또한 쑥을 다른 음식과 섞어 먹을 경우 알칼리성 음식인 쑥이 다른 산성 음식을 중화시켜서 건위제 역할을 하기 때문에 소화가 잘 된다.

7) 쑥과 항암작용

근래에 와서는 쑥에 암세포를 억제하는 효과를 지닌 성분(인터페론 인듀사, 엽록소)이 다량함유되어 있으므로 항암작용이 있다는 연구논문도 있다. 쑥의 성분이 직접 암세포를 격퇴하는 것은 아니지만 항암제인 인터페론을 강화하는 역할을 하므로 쑥이 항암작용을 돕는다는 것이다.

또한 쑥에 많이 함유되어 있는 비타민A는 발암촉진 물질의 효력을 저하시켜 암의 발생을 막는 작용을 한다는 사실이 동물 실험 등에서 밝혀지고 있다. 따라서 비타민A가 들어있는 식품을 많이 먹으면 폐암, 방광암, 후두암, 위암 등에 걸릴 확률이 낮아진다.

특히 쑥을 이용한 쑥뜸은 백혈구의 수를 2~3배 증가시켜서 몸안의 면역물질의 생성을 돕는 것으로도 알려져 있다.

🏵 기타 쑥의 효능

1) 손발이 저릴 때나 경련 치료작용

2) 치질, 출혈, 하혈, 자궁출혈, 코피 지혈작용

3) 신경통, 류마티스 개선작용

4) 냉증 개선작용

5) 설사 개선작용

6) 고혈압 개선작용

7) 상처 치료작용

8) 항암작용 : 갑상선류, 비강암유혈(鼻腔癌流血)

5. 쑥에 대한 Q&A

Q 쑥대밭이 되었다는 말은 무슨 말인가?

A 황무지나 폐허가 되었음을 의미한다. 쑥은 이른 봄부터 나오기 때문에 농경지에 한번 발생을 하면 군생을 한다. 뿐만 아니라, 땅속줄기가 계속 뻗어 나가기 때문에 생명력이 매우 강하다. 그리고 한번 쑥이 자리를 잡으면 땅속줄기가 서로 엉켜있어서 뽑아내기도 힘들다. 그러므로 계속 농사를 짓던 땅이라 할지라도 관리를 하지 않으면 불과 1-2년 사이에 쑥이 무성하여 폐허처럼 되고 만다는 뜻이다.

Q 한 개의 두상화(꽃대 끝에 많은 꽃이 뭉쳐 붙어서 머리 모양을 이룬 꽃)에는 몇 개의 꽃이 있는가?

A 한 개의 두화는 5~6개의 통상화로 되어 있는데, 중앙부에는 양성화, 주변부에는 암꽃이 있다. 그러나 하나의 꽃만으로는 수정을 하지 않는다. 즉, 자가불화합성(한 개의 꽃, 같은 그루 또는 같은 계통의 꽃 사이에서는 종자가 생기지 아니하는 성질)이다.

Q 풍매화란 무엇인가?

A 쑥은 풍매화이다. 바람에 의하여 수분이 되는 꽃을 말한다. 대개 빛깔은 화려하지 않고 꽃가루는 가볍고 양이 풍부하며 바람에 쉽게 날린

다. 그 외에도 벼, 뽕나무, 소나무, 은행나무 따위의 꽃이 있다. 일반적으로 국화과는 충매화이지만 일부는 풍매화로 진화하였다.

Q 쑥과 돼지풀과 어떻게 다른가?
A 쑥은 땅속에 줄기가 있는 여러해살이풀이고, 돼지풀은 땅속에 줄기가 없는 한해살이풀이다. 쑥에는 탁엽(잎자루 밑에 붙은 한 쌍의 작은 잎)이 있고, 돼지풀은 없다. 쑥은 잎이 깃처럼 생긴 열편이 2~3쌍이고, 돼지풀은 열편이 4~5쌍이고 다시 갈라지기도 한다. 쑥은 잎 뒷면에 솜털이 많고, 돼지풀에는 전체적으로 회색 털이 있다.

Q 일반 쑥과 산 쑥과 어떻게 다른가?
A 쑥은 키가 50~100Cm이고, 산 쑥(Artemisia montana)은 150~200Cm이다. 쑥은 잎이 7~10Cm이고, 산 쑥은 잎이 15~19Cm이다. 쑥에는 탁엽이 있고, 산 쑥에는 없다. 산 쑥은 산지에 자라는 대형 쑥으로서 뜸에 사용한다.

Q 일반 쑥과 제비쑥과 어떻게 다른가?
A 쑥은 잎이 깊게 갈라져 있으나, 제비쑥(Artemisia japoniCa)은 잎이 얕게 갈라져 있다. 쑥의 잎 뒷면에는 솜털이 많지만, 제비쑥에는 없다. 쑥은 잎 길이가 7~10Cm이고, 산쑥은 4~7Cm이다. 제비쑥에는 탁엽이 있고, 산 쑥에는 없다.

Q 쑥의 자생력은 어떠한가?
A 강인한 생명력은 히로시마원폭에서 가장 먼저 살아난 풀로 기록되

어 있으며 아무리 제초제를 뿌려도 다시 살아나는 생명초다.

어느 한 장소에서 쑥이 터를 잡기만 하면 자신의 몸을 지상과 지하로 부풀리고, 진지를 확장하여 군생을 시작한다. 그야말로 3차원적 세력 확장이다. 그와 동시에 자기의 영토를 지키기 위해 다른 식물의 침입을 막는다. 자신의 영토를 지키는 기술이 곧 타감 작용이다. 자신의 진지가 강화되면 강화될수록 타감 작용은 강해진다. 실제로 화단에 있는 샐비어, 다알리아 등은 근처에 쑥이 있으면 생장이 나빠진다.

Q 쑥은 어떻게 사용되어 왔는가?

A 쑥을 먹은 기록은 단군신화에도 나온다. 오늘날에도 쑥은 쑥떡이나 쑥국으로 계절의 별미로 즐긴다. 농가월령가의 2월령에도 "산채는 일렀으니 들나물 캐어 먹새, 고들빼기 씀바귀며 소리쟁이 물쑥이라. 달래 김치 냉잇국은 비위를 깨치나니"라고 나온다. 쑥에는 단백질이 5%나 들어있고, 각종 비타민을 함유하고 있어 건강식으로 즐겨 먹었다.

쑥에서 나는 강한 향기는 정화력을 상징하기도 했다. 옛날에는 단오에 부정을 씻어 내기 위해 쑥을 사립문에 걸어놓았고, 서양에서도 쑥의 도안과 칼의 도안을 겹쳐놓고 마귀와 병을 쫓아내려고 하였다. 이것은 쑥의 살균력 때문이다.

Q 꽃가루가 알레르기를 일으킬 가능성은 없는가?

A 알레르겐을 함유하고 있으므로 가능성은 있다. 돼지풀, 도꼬마리와 마찬가지로 쑥도 대군락을 이루면서 번식하여 개화기에 화분을 비산할 가능성이 있고, 또 가을에는 건조기후가 지속될 가능성도 있다. 이 2가지 조건이 일치될 경우에는 화분증(꽃가루가 점막을 자극함으로써 일

어나는 알레르기)을 일으킬 가능성이 있다. 또한 결막염, 비염, 천식 따위의 증상이 나타난다.

Q 쑥이 왜 좋은가 ?
A 쑥은 기초건강에 도움이 되는 식품이다. 각종영양성분(비타민A, C)을 많이 함유하고 있을 뿐만 아니라 식물성 섬유와 칼슘, 철분 등 양질의 미네랄이 많이 들어있어 예로부터 흉년기근에 생명을 연장하는 영양의 부족에서 오는 황달을 막아주는 영양식품으로 전해 내려왔다. 또 떡, 죽, 차, 각종 요리 그리고 뜸, 찜질 바르고 목욕하는데 까지 이용하여 전해 내려오고 있다.

쑥이 가지고 있는 특성 중 우리에게 이로운 역할 중의 대표적인 하나가 몸의 냉(冷)기를 몰아내고 몸을 따뜻하게 하여 통증을 줄여주는 대표적인 식물(植物) 이다.

Q 해쑥이란 무슨 말인가?
A 해쑥이란 그 해에 새로 자란 여린 쑥을 말한다.

단어 앞에 '햇-' 이라고 붙으면 '그 해에 새로 난' 이라는 뜻이 더해진다. 그런데 단어의 첫소리가 된소리나 거센 소리일 경우에는 '해쑥, 해콩, 해팥' 처럼 '해-' 로 변하여 붙게 된다.

경우에 따라서 중세국어에서 단어의 첫머리에 'ㅂ' 이 있었던 단어는 그 'ㅂ' 이 덧나서 '햅-' 으로 변하기도 한다. 쌀은 '쌀' 이었으므로 '햅쌀' 이라고 한다. 반면 쑥도 '쑥' 이라 했지만 해쑥이라고 한다.

제2부 쑥으로 만드는 건강식

1. 음용법(飮用法)

음용법은 액체나 분말, 과립, 환(丸) 등의 형태로 마셔서 직접 쑥을 먹는 방법의 총칭이라 할 수 있다. 이러한 음용요법을 사용하는 이유는 기본적으로 쑥의 효능을 이용하여 직접적으로 질병을 치료하려고 하는 것이기도 하고, 장기적으로 쑥을 복용하여 건강해지려는 것이기도 하다.

1) 쑥생즙

쑥의 생즙을 복용하는 방법이다. 생즙을 복용할 시에는 가장 중요한 것이 싱싱하고 수분이 많은 잎을 채취하는 것이다. 하지만 현실적으로

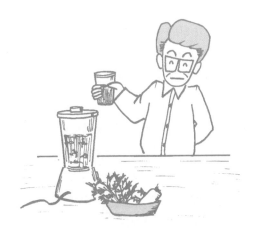

싱싱하고 약효가 높은 쑥을 매일 구한다는 것이 매우 힘들 수 있기 때문에 가능한 쑥을 구하기 쉬운 기간인 초봄부터 가을까지가 생즙을 복용하는 가장 좋은 시기가 될 것이다.

먼저 초봄에는 어린잎의 파릇파릇한 잎만을 골라서 채취한다. 그리고 여름에 들어서면서부터는 무성한 잎의 윗부분에 해당하는 부드러운 부분이나 새로 나온 잎만을 채취하여 사용하는 것이 좋다. 쑥의 종류는 인진쑥(더위지기 또는 사철쑥)이 좋을 것이다.

하루에 먹는 양은 생잎의 기준으로 축구공 크기정도가 적당하다. 이것을 믹서나 녹즙기 등을 사용하여 즙을 내면 생즙의 양으로 약 20ml 정도가 나올 것이다. 이것을 아침과 저녁에 나누어 마시는 것이 좋다.

쑥생즙은 열이 많이 날 때나 술을 많이 마신 다음날 술독을 풀어주는 효과를 가지고 있다. 또한 약간 쓴 맛이 있어 식용증진이나 자양강장에 효과를 가지고 있다.

2) 쑥주스

생쑥의 즙은 그 맛이 무척이나 쓰고 향기가 강하다. 어떤 사람들은 몸에 좋은 것은 쓰다고 하면서 잘 마시는 사람도 있고, 이러한 쓴 것이 건강에 더 좋은 것 같다고 하면서 마시는 사람들도 있다. 하지만 이러한 쑥생즙은 사람에 따라 마시시가 힘든 사람도 많다. 이러한 사람들을 위한 것이 쑥주스이다.

쑥주스는 기본적으로 쑥생즙과 같은 방법으로 만든다. 하지만 여기에 먹기 쉽게 다른 과일이나 야채들을 섞는 것이다. 꿀이나 토마토, 사과, 배, 또는 당근 등을 첨가하면 맛이 먹기 쉽게 된다. 쑥과 다른 야채, 과일의 비율은 7대3정도로 하면 되는데, 기호에 따라 그 양을 달리해도 된다.

또한 쑥은 다른 것과 같이 복용을 한다고 약효가 떨어지는 것이 아니기 때문에 평소에 섭취하지 못했던 과일과 야채를 함께 먹는다면 더욱 좋은 효과를 가져올 것이다.

3) 쑥차

생쑥을 채취할 수 있는 기간이 끝나고 가을이 깊어가면 쑥은 다 성장을 하여 검고 단단하게 된다. 이때는 생쑥을 채취해도 먹을 수 없다. 그래서 생쑥을 대체하는 것이 필요한데 이때 먹는 것이 쑥차이다.

쑥차는 말린 쑥을 사용하여 차를 끓이는 것인데, 인진쑥을 사용하는 것이 가장 효과가 높다. 인진쑥은 보통 한약방에서 구할 수 있는데, 초봄에 사철쑥이나 더위지기의 어린잎을 직접 따서 말려 오래 보관해 두었다가 사용을 해도 좋다. 또한 쑥을 태워 검게 된 것을 끓여 마셔도 좋다. 이렇게 검게 태운 쑥은 지혈 작용이 다른 쑥에 비해 특히 더 강하다.

쑥차를 끓일 때 기호음료로서 마시기 위한 경우라면 쑥잎을 적게 넣고, 건강이나 치료용이라면 다소 진하게 이용한다. 쑥잎이 진하게 나오는 사재발쑥의 경우에는 물 1 l 에 쑥잎 3g정도를 권장한다.

🍵 쑥차 끓이는 방법

말린 쑥의 가루가 새어나오지 않도록 가제수건으로 작은 자루를 만들어 약 5g정도의 말린 쑥을 넣는다. 그것을 탕기나 주전자에 넣어 물을 약 600㎖ 를 넣은 다음 가열을 한다. 물의 양이 반으로 줄어들 때까지 끓이면 된다. 이때 생강을 2~3조각 첨가하면 맛과 효능을 더욱 증진시킨다. 이렇게 끓인 쑥차는 하루에 3

번 식전 공복에 마시는 것이 좋다.

이때 끓이는 용기로는 탕기 같은 것이 좋다. 탕기가 없을 경우에는 유리 주전자나 알루미늄 주전자를 사용하는 것이 좋다. 철제주전자는 쑥의 성분인 타닌과 반응을 하여 좋지 않은 영향을 줄 수 있기 때문이다.

쑥차를 위와 같이 달여 마시면 가장 좋지만 이것이 너무 번거로운 사람은 요즘 시중에 나와있는 쑥차를 이용하면 손쉽게 쑥차를 즐길 수 있다.

천식은 체질적인 요인이 크게 관계되는 병이고 하루아침에 고칠 수 있는 것은 아니다. 따라서 오랫동안 복용하면서 체질을 개선해 나가야 한다.

쑥차를 계속 복용하면 만성피로, 비만, 냉체질, 빈혈, 위장질환, 복통, 설사, 변비, 고혈압, 월경불순, 시력감퇴, 신경통, 요통 등에 효과적이다. 또한 몸을 따뜻하게 덥히는 역할도 하지만 자궁의 혈류를 원활하게 만들고 태아를 편안하게 만들며 지혈작용까지 하기 때문에 임신 중에 특히 좋다.

4) 쑥주

쑥은 여러 가지 좋은 효능이 있어 약용이나 식용으로 많이 사용한다. 사용하는 부분은 잎이나 줄기이고, 특히 잎이 더 많이 쓰인다. 하지만 쑥의 뿌리도 아주 좋은 효능을 가지고 있다. 특히 천식에는 아주 뛰어난 효과를 발휘하며, 기침과 감기에도 효과가 좋다. 이러한 쑥뿌리의 약효를 가장 잘 살릴 수 있는 방법이 바로 술을 담가 쑥주를 만들어 먹는 것이다.

쑥주는 한 번 담그면 계절에 관계없이 이용할 수 있고 또한 식욕이 없을 때나 바쁠 때라도 손쉽게 먹을 수 있기 때문에 오래 복용하는 것이 그리 어렵지 않을 것이다. 이런 점에서 쑥주는 천식의 특효약으로 최적이라 할 수 있다.

쑥주에 사용되는 약쑥의 뿌리는 1년 중 언제 채취한 것이라도 상관없지만, 꽃이 피지 않았을 때 채집을 하는 것이 좋다. 꽃이 피었을 때는 효능이 떨어지기 때문이다.

쑥뿌리를 채취할 때는 아랫부분을 잡고 힘을 주어 뿌리를 뽑도록 한다. 이렇게 모은 쑥에서 뿌리를 잘라내어 물에 잘 씻도록 한다. 그 후에 통풍이 잘 되는 그늘에서 2~3일 동안 말린다. 2~3일 정도이면 완전히 마르지만 아직 완전하게 건조가 되지 않았더라도 상관은 없다.

쑥주를 담그는 술은 어떤 술을 사용하여도 무방하지만 청주를 사용하기를 권장한다. 사용하는 분량은 쑥뿌리 300g에 청주 한 되(1.8 l)가 이상적이다. 이때에 다른 것은 첨가하지 않도록 한다.

쑥뿌리는 시간이 지나면 병의 위로 떠오르기 때문에 나중에 쑥뿌리를 꺼내기 위해서는 잘라서 넣던가 아니면 주둥이가 큰 병을 사용하는 것이 좋다. 하지만 주둥이가 큰 병은 밀봉할 때 힘이 들므로 쑥의 뿌리를 잘라서 넣는 것이 좋은 방법이다.

밀폐된 병은 서늘하고 그늘진 곳에 보관하도록 한다. 약 6개월 정도를 보관해 놓으면 쑥의 약효성분이 충분하게 술에 배어나오게 된다. 이때 술은 색깔이 변하게 되고 병을 열면 쑥의 향기를 느낄 수 있다.

쑥주를 마시는 방법은 소주잔 크기 정도로 하루에 세 번 거르지 않고 매일 마시는 것이다. 가장 좋은 방법은 하루 세끼 식사 전에 마시는 것이다.

쑥주는 개봉한 뒤에도 서늘하고 그늘진 곳에서 약 6개월까지 보관이 가능하다. 그러므로 장기간 복용을 하는 사람도 복용하기에 불편이 없다.

쑥주는 천식이나 허약체질, 위가 약한 사람에게 좋고 식욕을 돋워 주는 효과를 가지고 있다. 쑥주를 매일 조금씩 마시면 체질을 개선할 수 있기 때문이다.

5) 쑥 엑기스

쑥 엑기스는 맛이 쓰고 향이 진하여 복용하기가 쉽지는 않다. 하지만 장시간 쑥의 좋은 성분을 섭취하고 싶은 사람들에게는 간편하게 사용할 수 있다는 장점이 있다. 또한 여행을 할 때도 간편하게 들고 다닐 수 있는 장점이 있다.

쑥 엑기스를 만드는 방법은 다음과 같다.

먼저 생쑥을 냄비의 반 정도 넣고, 물이 냄비의 80%정도가 될 때까지 붓는다. 이 물이 3분의 1이 될 때까지 약한 불에 졸인다. 쑥을 다 졸인 후, 이것을 식힌다. 다 식힌 후 40도 정도의 소주를 쑥 졸인 물의 3분의 1정도를 넣고 2~3일간 보관한다. 2~3일이 지난 후 엑기스가 될 때까지 약한 불에 졸인다. 이러면 쑥 엑기스가 만들어진다.

쑥 엑기스는 건강을 위한 음용외에도 신경통이나 관절염, 피부병, 타박상이나 벌레에 물렸을 때 사용하는데, 환부에 열이 있으면 냉습포(冷濕布)를 하고, 차가우면 온습포(溫濕布)를 한다. 탈지면을 환부 크기에 알맞게 잘라서 쑥 엑기스에 듬뿍 찍어 환부에 대고 기름종이나 비닐로 감싼다. 그 위를 수건으로 덮어서 고정시킨다. 탈지면이 마르면 다시 붙인다.

6) 쑥가루

쑥가루는 다른 음식과 함께 복용을 할 때 많이 사용하는 방법이다. 먼저 잘 말린 쑥을 구한다. 한약방에서 구입을 하거나 봄이나 여름에 직접 채취하여 말린 것을 사용하여도 된다. 이러한 말린 쑥을 프라이팬에 볶는다. 말린 쑥의 색깔이 검은 빛이 날 때까지 볶는 것이 중요하다. 이렇게 볶은 쑥을 분쇄기 등을 사용하여 가루를 만든다. 많은 양을 만들어 놓을 때는 방앗간에 가서 빻으면 된다.

이렇게 만든 쑥가루는 쑥의 맛이나 향 때문에 복용하기 힘든 사람들에게 알맞다. 다른 과일즙에 타서 마시면 쉽게 복용을 할 수 있기 때문이다. 다이어트를 원하는 여성들에게도 좋다.

요즘은 쑥가루 역시 시중에 판매되고 있어 일반인들도 손쉽게 접할 수 있다.

7) 쑥환

잘 말린 쑥을 가루를 내어 꿀이나 쌀풀로 버무려 조그만 알약의 형태로 만든 것을 말한다. 이런 쑥환을 하루 3번 10~20알 정도씩 복용을 하면 각종 성인병 예방 및 자양강장, 신진대사 촉진에 효과적이다.

쑥환은 복용하기 쉽고 가지고 다니기 쉽기 때문에 많이 사용한다. 이런 쑥환은 인진쑥을 사용하여 시중에 많이 판매가 되고 있다.

2. 식용법

쑥에는 다양한 양분과 함께 비타민 및 미네랄류가 풍부하여, 우리 조상들은 예부터 식용으로 많이 애용해 왔다. 이른 봄철에 어린 쑥을 가득 뜯어다가 삶아서 물기를 꼭 짜낸 후 굵은 소금과 함께 단지에 담아 눌러 두고 일년내내 먹었고, 봄철에는 두어달 동안 보리고개를 넘을 때 쑥을 곡식보다도 더 많이 넣고 쑥밥이나 쑥죽을 끓여 먹어 구황작물로 이용하기도 했다.

냉장고가 없었을 때에는 보관이 용이하지 않았기 때문에 쑥을 말려 두거나 염장을 해 놓고 떡에 이용하였으나 요즘은 이른 봄에 연하고 향이 좋은 쑥의 새싹을 뜯어 끓는 물에 살짝 데쳐 덩어리로 만들어 비닐봉지에 싸서 냉동실에 넣어두면 1년 내내 쑥떡을 먹을 수 있다. 또 쑥을 데쳐 물기를 꼭 짠 다음 바람에 잘 통하는 그늘에 말렸다가 가루를 내어 보관하였다가 쑥차, 떡 등에 이용하기도 한다.

냉동시킬 때 큰 덩어리로 얼리면 나중에 쓸 때 불편하므로 밤톨만하게 만들어 랩에 싸서 비닐이나 밀폐용기에 보관하면 된다. 또한 허술하게 싸두면 냉동실에서 말라서 색이 변하고 향이 떨어지므로 주의한다. 또 잘 말린 쑥을 갈아서 유리병에 보관하고 각종 요리에 이용해도 된다.

쑥의 푸른색을 나타내는 엽록소는 알칼리에서 고운 푸른색을 나타내므로 약간의 식소다(=베이킹 소다)를 넣고 끓는 물에 삶아 내면 쑥의 쓴 맛이 우러나고 부드러워지며 색깔은 더욱 선명해진다.

일반적으로 초봄에 나온 길이가 짧은 쑥은 국거리로 하고, 긴 것은 떡에 사용하면 좋으므로 어린 것과 억센 것을 나누어 보관하는 것이 좋다.

다음에서는 가정에서도 쉽게 쑥으로 만들어 먹을 수 있는 음식을 소개하였다. 쑥이 들어간 음식은 봄철의 별미 음식으로 상에 올려도 좋고 건강식으로도 그만이다.

1) 밥

(1) 쑥밥

쑥 밥은 여는 잡곡밥이나 콩나물 밥처럼 처음부터 쌀과 함께 조리하는 것이 아니라 밥을 뜸들일 때 연한 쑥을 넣고 고루 섞으면 되는 것이다. 너무 많이 넣으면 향이 진하게 나서 밥을 많이 먹을 수 없게 되니 조금만 넣어 쑥의 향이 나는 정도로 해서 먹으면 색다른 풍미를 느낄 수 있을 것이다.

재료 어린쑥 50g , 멥쌀, 간장 4큰술, 다진 파 1큰술, 다진 마늘, 고춧가루, 통깨, 참기름 1큰술씩

① 어리고 연한 쑥으로 골라 씻어 물기를 뺀다.
② 쌀은 깨끗이 씻어 냄비에 물을 붓고 안친다.

③ 처음에는 센 불로 끓이다가 끓어오르면 중불로 줄여 끓인다.

④ 쑥을 밥 위에 얹고 뜸을 들인다.

⑤ 간장, 다진 파, 다진 마늘, 고춧가루, 통깨, 참기름을 섞어 양념장을 만들어 곁들인다.

(2) 쑥 버섯 영양밥

재료 쌀 2컵, 쑥 50g, 양송이버섯 3개, 생 표고버섯 2개, 팽이버섯 $\frac{1}{2}$봉지, 대추 4개, 밤 5개, 다시마 1조각, 물 4컵, 올리브 오일 2큰술, 소금 약간, 간장 4큰술, 다진 파 2큰술 , 조미술 1큰술 ,참기름 1큰술, 깨소금 1큰술, 다진홍고추 $\frac{1}{2}$ 큰술

① 쌀은 잘 씻어 불려놓았다가 물기를 빼 놓는다.

② 쑥은 어리고 연한 것으로 깨끗이 다듬어서 씻어 놓는다.

③ 양송이는 껍질을 벗겨 얇게 썰고 생표고 버섯은 기둥을 떼고 가늘게 채썰고 팽이버섯은 밑둥을 잘라내고 잘 씻어놓는다.

④ 대추는 씨를 발라내고 반으로 잘라 놓고 밤은 껍질을 벗겨 2~3등분 한다.

⑤ 냄비를 달궈 올리브오일을 두르고 쌀과 밤을 넣어 볶다가 물을 붓고 다시마을 넣고 소금으로 간을 하여서 끓인다.

⑥ 끓기 시작하면 손질한 재료들을 모두 넣고 밥을 짓는다.

⑦ 밥알이 알맞게 퍼지면 뜸을 충분히 들이고 잘 섞어 위의 재료를 섞은 양념장과 함께 낸다.

2) 죽

(1) 쑥죽 - ①

쑥죽은 쌀과 어린 쑥잎을 넣어 끓이는 죽으로, '입춘에 쑥죽 세 그릇을 먹으면 문지방을 넘기 힘들다.' 는 말이 있을 정도로 건강식으로 이용되어왔고, 배탈이 났을 때 소화를 돕는 좋은 음식이다.

예전에 보릿고개를 넘을 때는 쌀은 커녕 보리쌀도 부족해 쑥을 잔뜩 넣고 보리쑥죽을 끓여 먹었다고 한다. 요즘은 먹을 것이 부족해서가 아니라 오히려 건강을 위해 쑥죽을 먹으며 감기 등으로 식욕이 떨어졌을 때 해열작용이 있는 구기자와 함께 구기자쑥죽을 끓여 먹기도 한다. 붉은 구기자와 푸른 쑥이 보기좋게 어우러져 몸에 좋을 뿐 아니라 눈도 즐겁게 한다.

재료 쌀 한컵, 구기자 반컵, 쑥 50g, 소금이나 국간장 약간

① 쌀 : 깨끗이 씻어 2시간 정도 불려서 물기를 빼놓는다.
② 구기자 : 깨끗이 씻어서 미지근한 물에 우린다.
③ 쑥 : 쑥잎을 끓는 물에 데쳐 찬물에 헹구어 쓴 맛을 우려내고 꼭짜서 곱게 다져 놓는다.
④ 냄비에 참기름을 두르고 쌀을 볶은 다음 구기자 우린 물을 부어 잘 저으면서 죽을 쑨다.
⑤ 쌀이 적당히 퍼지면 준비한 구기자와 쑥을 넣고 한소끔 끓인다.
⑥ 소금이나 국간장으로 간을 한다. 아이들은 장조림 간장을 곁들여도 좋아 한다.

(2) 쑥죽 - ②

재료 쌀 , 쑥

어린잎에 쌀을 같이 끓여 양을 많게 하여 먹는다.

(3) 쑥죽 - ③

재료 쑥 , 좁쌀

쑥에 좁쌀을 섞어 묽게 죽을 쑨다.

(4) 쑥죽 - ④

재료 마른쑥 15g, 찹쌀 50g , 흑설탕 적당량

① 쑥을 달여서 찌꺼기를 버리고 진한 국물을 낸다.
② 그 국물에 찹쌀 설탕을 함께 넣고 끓여서 진한 죽을 쑨다.

(5) 쑥죽 - ⑤

재료 쌀 , 참치통조림 , 쑥

① 밥에 물을 넣고 끓이다가 참치 통조림을 넣고 맛을 낸다.

② 완성되면 위에 잘게 썬 쑥을 얹어낸다.

(6) 쑥죽 - ⑥

재 료 불린쌀 $\frac{1}{2}$컵, 쑥 10g, 당근 30g, 표고버섯 1장, 감자 $\frac{1}{3}$개, 쇠고기 30g, 참기름, 간장 2큰술, 다진 마늘, 실파, 깨소금, 참기름

① 쌀은 깨끗이 씻어 물에 담가 불린다.
② 쑥은 다듬어 씻은 후 끓는 물에 살짝 데쳐 헹군다.
③ 당근, 표고버섯, 감자, 쇠고기는 납작하게 저며 썬다.
④ 냄비나 솥에 참기름을 두르고 고기와 야채를 넣어 살짝 볶은 후 쌀을 넣어 다시 볶는다.
⑤ ④에 물을 붓고 충분히 끓여 쌀을 푹 퍼지게 익힌다.
⑥ ⑤에 데친 쑥을 넣고 중불에서 나무 주걱으로 저으면서 끓인다.
⑦ 간장에 송송 썬 실파, 다진 마늘, 깨소금, 참기름을 넣어 고루 혼합하여 양념장을 만든다.
⑧ ⑥을 그릇에 담고 ⑦의 양념장을 곁들여 낸다.

(7) 쑥된장죽

술을 마셔 속이 거북하거나 입맛이 없을 때는 쑥된장죽을 쑤어 먹으면 좋다. 냄비에 식용유를 두르고 잘 으깬 된장과 잘게 다진 쇠고기를 넣고 적당히 볶다가 물을 붓는다. 불린 쌀(현미일 경우에는 하룻밤 불린다)을 넣고 데쳐 놓은 쑥과 시금치를 숭덩숭덩 썰어 넣고 마지막에 콩나물을 넣는다. 끓인 죽은 입맛도 돌아오게 하고 소화도 잘 된다.

(8) 콩가루쑥죽

재료 쑥80g, 날콩가루 $\frac{2}{3}$ 컵, 멸치국물 6컵, 된장4큰술, 다진 마늘, 대파, 소금

① 쑥은 깨끗이 씻어 건져 놓는다.
② 멸치는 내장을 빼고 다듬어 씻은 다음 물을 붓고 끓인 후 걸러 멸치국물을
   만든다.
③ 대파는 어슷하게 썰고 마늘을 다진다.
④ 날콩가루에 ①의 쑥을 묻혀 넣는다.
⑤ ②의 멸치국물에 다진 마늘을 넣고 된장을 풀어 한소끔 끓인다. ④의 콩가
   루를 묻힌 쑥을 한잎씩 넣고 끓인다.
⑥ ⑤에 대파를 넣고 소금으로 간을 맞추어 그릇에 담아 낸다.

(9) 쑥옹심이 단호박죽

재료 단호박 1개, 찹쌀가루 1컵, 물 5컵, 설탕5큰술, 소금약간, 찹쌀가루
$\frac{1}{4}$, 쑥1컵, 따뜻한 물신 $\frac{1}{2}$, 잣1큰술, 대추2개

① 단호박은 깨끗이 씻어 반을 가르고 속을 긁어 낸 다음 껍질을 벗기고 토막
을 낸다.
② ①은 김이 오른 찜통에 20분정도 더 찐다.
③ 믹서에 ②를 넣고 물2 $\frac{1}{2}$ 컵을 넣고 간다.
④ 찹쌀가루 $\frac{1}{4}$ 컵에 물1컵을 곱게 푼다.
⑤ 찹쌀가루 $\frac{1}{4}$ 컵에 쑥가루를 넣고 따뜻한 물로 익반죽을 한 다음 은행알 만

큼씩 떼어 가운데에 잣을 박고 둥글게 빚어 끓는 물에 삶아 낸다.

⑥ 대추는 돌려 깎아 씨를 떼어 낸 다음 대추를 둥글게 말아 얇게 썬다.

⑦ 냄비에 ③을 넣고 나무주걱으로 저어가면서 끓인 다음 끓기 시작하면 ④를 조금씩 넣어주면서 덩어리가 생기지 않도록 한소끔 끓여 설탕과 소금을 넣어 불을 끈다.

⑧ 죽을 그릇에 넣고 쑥옹심이와 대추를 고명으로 얹어 낸다.

3) 국

(1) 쑥조개국

재료　쑥 80g, 바지락 200g, 대파 $\frac{1}{3}$대, 된장 1큰술, 물 5컵

① 쑥은 씻기 전에 깨끗하게 다듬어 맑은 물에 여러 번 씻어 헹군다.

② 바지락은 껍질끼리 비벼가며 씻어 냄비에 담고 물을 부은 후 손질한 대파를 넣어 조개가 입을 벌릴 때까지 끓인다.

③ 삶은 바지락을 건져 맑은 물에 다시 한 번 헹구고 국물을 다른 냄비에 가만히 따라 붓는다.

④ ③에 된장을 풀어 한소끔 끓이다가 ②의 삶은 바지락을 넣고 쑥을 넣는다. 쑥이 한숨 죽을 정도로 끓여 낸다.

(2) 쑥국 - ①

재료 쑥 100g, 된장 2큰술, 생들깨즙 $\frac{1}{3}$컵, 파, 마늘, 소금

① 쑥은 끓는 소금물에 살짝 데쳐 썰어둔다.

② 들깨를 믹서에 갈아 즙을 받아둔다.

③ ②의 들깨즙에 물을 섞고 된장을 풀어 끓이다가 쑥을 넣고 살짝 끓인 후 마늘 채, 파 채를 넣고 소금으로 간을 한다.

(3) 쑥국 - ②

재료 쑥 200g, 녹말가루 $\frac{1}{4}$컵, 쇠고기(우둔) 150g, 진간장 4큰술, 다진 파 1큰술, 다진 마늘, 참기름 1큰술씩, 청장 2큰술, 된장 2큰술, 소금 1큰술, 후춧가루 약간, 달걀 1개, 물 8컵

① 쑥은 아주 연한 것으로 골라 깨끗이 씻어 물기를 뺀다.

② 손질한 쑥에 녹말가루를 고루 묻히고 여분의 가루는 훌훌 털어 낸다.

③ 끓는 물에 쑥을 데쳐 냉수에 헹군다.

④ 쇠고기는 잘게 썰어 간장, 참기름, 후춧가루로 양념을 하여 볶는다.

⑤ 냄비에 물 8컵을 붓고 된장을 풀고 쇠고기를 넣고 끓인다.

⑥ 쇠고기가 익어 부드러워졌을 때 쑥을 넣고 끓인다.

⑦ 청장으로 간을 맞춘다.

⑧ 달걀은 흰자, 노른자로 나눠 지단을 부쳐 마름모꼴로 썬다.

⑨ 대접에 국을 담고 지단을 얹어 낸다.

(4) 쑥토장국

재료 쑥 50g, 쇠고기 100g, 물 5컵, 된장 2큰술, 고추장 $\frac{1}{2}$큰술, 다진 마늘 1큰술, 소금 약간, 날콩가루 $\frac{1}{2}$컵

① 쑥은 밑둥이 단단한 것과 누런 잎은 떼어내고 깨끗이 다듬어 깨끗이 씻고 물기를 턴 다음 날콩가루로 버무린다.

② 쇠고기는 소금, 다진 마늘로 간하여 끓는 물에 넣어서 장국을 만든다.

③ 된장·고추장 풀기 쇠고기 장국에 된장과 고추장을 푼다. 이때 고추장은 된장의 1/3-1/4정도가 적당하다.

④ 끓는 장국에 쑥을 넣고 다진 마늘을 넣어 끓이다가 콩가루가 멍울멍울 엉기면서 익으면 불을 끈다.

(5) 쑥콩가루국

재료 쑥 100g, 날콩가루 3큰술, 다시마용 멸치 6마리, 된장 2큰술, 생수 4컵, 소금 약간

① 쑥은 억센 줄기와 잎, 뿌리를 떼어내 깨끗이 다듬어 씻는다.

② 멸치는 내장을 떼고 손질한다.

③ 냄비에 ②의 멸치를 넣고 물을 부어 10분 정도 끓인 후 체에 받쳐 국물만 준비한다.

④ 된장을 조리에 내려가며 준비한 멸치를 국물에 푼다.

⑤ 쑥은 물기 없는 그릇에 담고 콩가루를 고루 뿌려 손으로 조물조물 버무려 콩가루가 고루 묻히도록 해 준비해 준다.

⑥ 콩가루를 버무린 쑥을 팔팔 끓는 ④의 국물에 넣고 끓인 다음 소금으로 간을 맞춘다.

(6) 쑥 멸치국

재료 쑥, 쌀뜨물, 멸치, 된장, 고추장

① 미리 받아 놓은 쌀뜨물에 멸치를 통째로 넣는다.
② 된장을 삼삼할 정도로 풀어서 멸치와 함께 팔팔 끓인다. 식성에 맞게 고추장을 같이 푼다.
③ 깨끗이 씻은 쑥을 향긋함이 유지되도록 너무 오래 끓이지 않는 것이 중요하다.

(7) 쑥 된장국

재료 쑥 50g, 표고버섯 2개, 양파 1개, 붉은 고추 1개, 멸치 8마리, 물 5컵, 된장 3큰술, 소금 약간

① 쑥은 흙과 지저분한 것(질긴 것)들을 깨끗하게 다듬어 짧게 잘라 흐르는 물에 씻어 물기를 뺀다.
② 표고버섯은 밑동을 자른 다음 편으로 얇게 썰고 양파는 채썬다.
③ 고추는 어슷썬 후 씨를 뺀다.
④ 냄비에 물과 멸치를 넣어 끓기 시작하면 3분정도 더 끓인 후 멸치를 뺀다.
⑤ 된장을 푼 다음 버섯, 양파, 고추를 넣고 쑥을 넣은 후 한소끔 더 끓인다.

(8) 쑥 애탕국 - ①

재료 쇠고기 100g, 소금 1큰술, 다진 마늘 1큰술, 참기름 1큰술, 후추 약간, 국간장 약간, 쑥 50g, 다진쇠고기 100g, 소금 1큰술, 다진 파 2큰술, 다진 마늘 1큰술, 참기름 1큰술, 후추 약간, 통밀가루 2큰술, 달걀 1개

① 장국용 쇠고기는 기름기나 힘줄 부분을 잘라내어 다진 후 다진 마늘, 소금, 후추, 참기름으로 양념하여 볶다가 물을 부어 끓인다. 간은 국간장으로 한다.

② 쑥은 뿌리를 잘라내고 손질하여 흐르는 물에 흔들어 씻어 끓는 물에 살짝 데쳐서 찬물에 헹군 후 물기를 꼭 짜서 곱게 다진다.

③ 완자용 고기는 윤기 나는 살코기로 준비하여 곱게 다져 쑥 다진 것과 함께 소금, 다진 파, 다진 마늘, 참기름, 후추를 넣고 양념한다.

④ 고기와 쑥 양념한 것을 끈기가 나게 오래도록 잘 섞어서 지름이 1.5㎝ 쯤 되게 동글동글한 완자를 빚는다.

⑤ 완자를 밀가루에 굴려서 푼 달걀에 담갔다가 건져서 팔팔 끓는 장국에 넣고 끓인다. 익어서 떠오를 때까지 가만히 두어 끓여서 바로 국 대접에 담아낸다. 쑥 잎을 조금 남겼다가 띄워도 좋다.

(9) 쑥 애탕국 - ②

재료 쑥 100g, 다진 쇠고기 100g, 굵은 파 $\frac{1}{2}$ 대, 느타리버섯 30g 양지머리 200g, 물 7컵, 굵은 파 $\frac{1}{2}$ 대, 통마늘 4개, 무 50g, 간장 1큰술, 다진 마늘 1큰술, 청주 $\frac{1}{2}$ 큰술, 달걀 흰자 2큰술, 소금 · 후춧가루 조금씩

① 쑥은 깨끗이 손질하여 끓는 물에 소금물 넣고 살짝 데친 후 잘게 다진다.

② 볼에 간장, 다진 마늘, 청주, 달걀흰자 등 분량의 양념장 재료를 넣고 잘 섞는다.

③ 다진 쇠고기와 다진 쑥을 담고 ②의 양념장을 넣고 충분히 치대어 반죽을 만든다.

④ ③의 반죽을 한입 크기로 동글게 빚는다.

⑤ 무는 껍질을 깐다. 굵은 파는 흐르는 물에 씻어 반으로 자른다.

⑥ 냄비에 양지머리와 ⑤와 통마늘을 담고 물 7컵을 넣은 뒤 중간 불에서 서서히 끓여 고기의 맛이 충분히 우러날 때까지 끓인 뒤 체에 받친다.

⑦ ⑥의 육수를 냄비에 담고 끓기 시작하면 ④의 완자를 넣고 익힌다.

⑧ ⑦에 느타리버섯과 어슷 썬 굵은 파를 넣고 한소끔 끓인 후 소금으로 간한다.

(10) 쑥 완자탕

재료 쑥 100g, 쇠고기 100g, 두부 $\frac{1}{4}$ 모, 간장 1큰술, 다진 파 1큰술, 다진 마늘 $\frac{1}{2}$ 큰술, 깨소금, 참기름, 후춧가루 약간, 된장 2큰술, 굵은 파 $\frac{1}{2}$ 대, 보리새우나 멸치 10g

① 쑥은 씻어 다듬어 둔다.

② 쇠고기는 잘게 다지고 두부는 칼등으로 으깨어 둔다.

③ 보리새우는 끓는 물에 푹 삶아 구수한 육수를 준비한다.

④ 굵은 파의 일부는 다지고 일부는 어슷하게 썬다.

⑤ 볼에 준비한 고기와 두부를 넣고 끈기 있게 치댄 후 완자를 만든다. 삶은 쑥을 다져서 완자 반죽에 같이 넣고 완자를 만들어도 좋다.

⑥ ④의 냄비에 된장을 풀고 끓으면 ⑤의 완자를 넣고 끓이다 쑥을 넣고 부드
럽게 끓인다. ⑦ ⑥에 어슷 썬 굵은 파와 부족한 간을 소금으로 맞추고 그릇
에 담아낸다.

(11) 새우완자쑥탕

재료 다듬은 쑥 50g, 밀가루 2큰 술, 달걀 1~2개, 어슷썬 쪽파 2뿌리, 달걀
노른자, 새우살 100g, 청주 1큰 술, 소금·후춧가루 약간씩, 녹말 1작
은 술, 달걀흰자 1큰 술, 육수 4컵(국 간장 1큰 술, 설탕 $\frac{1}{2}$작은 술, 후춧
가루 약간, 소금 $\frac{1}{3}$작은 술)

① 재료들을 밑 손질을 한다. 쑥은 다듬어 씻어서 물기를 턴다. 새우는 껍질을
벗기고 씻은 후 물기를 빼서 청주, 후춧가루, 소금, 녹말, 달걀흰자를 넣고
믹서에 간다.
② 냄비에 육수를 붓고 끓으면 새우완자를 작은 숟가락으로 떠서 넣는다. 쑥
은 밀가루를 묻힌 후 달걀을 풀어 섞는다. 끓는 육수에 한 숟가락씩 떠 넣어
한소끔 끓인다. 마지막에 어슷썬 쪽파를 넣는다.

4) 떡

(1) 쑥떡
우리 조상들은 여러 가지 떡에 쑥을 곁들여서 쌀에서 부족한 비타민
과 미네랄 등의 영양적인 보충을 해주며 고운 빛과 향이 식욕을 돋워

주는 슬기를 발휘하였다. 봄철의 쑥버무리는 그 향긋한 냄새만 맡아도 군침이 절로 돈다. 개떡과 송편에는 쑥이 필수재료로 인절미, 개피떡, 절편, 쑥구리단자에서도 입맛을 돋우어 준다.

쑥가래떡은 살짝 구워서 참기름과 깨소금을 친 간장에 찍어 먹으면 그 맛 또한 일품이다. 또한 쑥은 떡을 말랑말랑하게 하여 굳는 것을 늦춰주는 구실도 한다.

쑥떡의 근원은 옛날 주(周)나라의 유왕(幽王)이 너무 방탕하여 이를 우려한 신하들이 3월의 첫 뱀날 곡수연 때 쑥떡을 바쳤더니 나라가 크게 태평하게 다스려, 3월 3일(삼짇날)에 쑥떡을 해먹는 풍습이 생겨나게 되었다. 삼짇날의 쑥떡은 수명을 연장하고 사기(邪氣)를 쫓는 액막이의 효력이 있다고 믿어 벽사(壁事)에 이용한 민속이 3월(음력)의 시식(時食)으로 발전했고 오늘날까지 전승 보편화 되었다.

조선 후기에 간행된 동국세시기에 따르면 삼짓날에 부드러운 쑥잎을 따 쌀가루에 섞어 쪄서 떡을 만들어 먹었다고 하며 단옷날에도 쑥떡을 해먹었다고 한다.

(2) 쑥개떡 - ①

재료 쌀가루3컵, 쑥 빻은 가루3큰 술, 설탕3큰 술, 소금1작은 술, 물 6큰 술, 콩(검정콩, 강낭콩)150g

| 요리 **tip** |
떡을 삶을 때 젓가락으로 찔러 보아 반죽이 묻혀 나오지 않으면 떡이 알맞게 쪄진 것이다.

① 쌀은 깨끗이 씻어 물에 충분히 불린 다음 건져 물기를 빼고 쑥과 함께 방앗간에서 곱게 빻아 온다.

② 콩은 물에 불려 부드럽게 준비한다.

③ 쌀가루, 쑥가루, 소금, 설탕을 손으로 골고루 섞은 후 다시 채에 내려 놓는다.

④ ③에 따뜻한 물을 넣고 익반죽해 골고루 치댄다.

⑤ ④의 반죽을 밤알 크기로 떼어 ②의 콩을 섞어 둥글게 모양을 만든 후 손가락으로 꾹 눌러 손가락 자국을 남게 한다.

⑥ 찜통에 김을 올린 후 젖은 보자기를 깔고 5의 쑥떡을 얹어 15분간 쪄낸다.

(3) 쑥개떡 - ②

재료 멥쌀 2컵, 쑥가루 3큰술, 흑설탕 1큰술, 참기름 2큰술, 소금 1큰술 , 물 $\frac{1}{3}$ 컵

① 쑥은 잘 다듬어 깨끗이 씻고 끓는 소금물에 넣어 데친 후 찬물에 헹구어 담가둔다.

② 쌀은 잘 씻어 물에 담가 불린다.

③ 데쳐서 꼭 짠 쑥 4컵에 불린 쌀 8컵을 섞고 소금을 넣어 방앗간에 가서 빻는다.

④ 쑥과 쌀을 함께 빻은 가루 4컵에 끓는 설탕물(설탕 1에 물 6의 비율) $\frac{1}{2}$ 컵을 뜨거울 때 넣어 익반죽하여 잘 치댄다.

⑤ 익반죽을 매추리알 2개 정도의 크기로 떼어 동그랗게 빚은 후 떡살에 기름을 바르고 눌러 떡 모양을 만든다.

⑥ 찜통에 헝겊 행주를 깔고 물이 펄펄 끓으면 만들어 놓은 떡을 40분간 찐다.

⑦ 다 찐 떡은 참기름과 소금을 섞은 그릇에 넣고 살짝 버무린다. 위가 떡가루
분량이면 참기름 1큰술에 볶은 소금 $\frac{1}{2}$ 큰술을 넣어 소금을 잘 녹게 한 후
바르도록 한다. 이때 참기름을 바를 때 소금을 너무 적게 넣으면 맛이 없다.

(4) 쑥개떡 - ③

재료 멥쌀2컵, 쑥 가루 3큰술, 설탕1큰술, 참기름 2큰술, 소금1작은술, 물
$\frac{1}{3}$ 컵

① 쌀은 씻어서 2시간 이상 충분히 불린다.
② 쌀은 소금을 넣고 가루로 곱게 빻는다.
③ 쑥가루와 멥쌀가루를 체에 내린다.
④ 물에 설탕을 넣어 설탕물을 끓인다.
⑤ 내린 쑥가루와 멥쌀가루에 설탕물을 넣고 반죽한다.
⑥ 반죽한 덩어리를 일정한 크기로 나눈다.
⑦ 나눈 반죽을 떡살로 찌거나 손으로 눌러 모양을 만든다.
⑧ 김이 오늘 찜통에 보자기를 깔고 10분 정도 찐다.
⑨ 쪄낸 쑥갠떡을 참기름에 묻힌 뒤 접시에 담아낸다.

(5) 쑥개떡 - ④

재료 멥쌀 5컵, 쑥 400g, 소금 약간, 참기름 약간

① 멥쌀을 깨끗이 씻어 물에 불린 후 물기를 뺀다.

② 쑥은 떡잎을 뗀 후 소금물에 무르게 삶아 내어 찬물에 행군다음 물기를 꼭 짠다.

③ 쌀가루를 빻을 때 소금과 쑥 데친 것을 같이 넣고 빻는다.

④③을 끓는 물로 약반죽한 후 절구로 찧어 잘 섞이게 한다. 고루 반죽된 쌀가루를 손바닥만 한 크기로 동글 납작하게 빚어 찜통에 쪄 낸다. 찌기 전에 만든 떡에 콩을 박아 모양을 내도 좋다.

⑤ 떡이 쪄지면 꺼낸 후 참기름을 발라 그릇에 담아낸다.

(6) 쑥절편

재료 데친쑥, 멥쌀, 소금, 콩고물

① 쌀은 깨끗이 씻어 하룻밤 정도 충분히 불려서 건져 소금은 넣고 가루로 빻아서 고운체로 친다.

② 떡가루에 물을 홀홀 뿌려 버물여 찜통이나 시루에 충분히 찐다.

③ 쑥은 잎만 데쳐 찬물에 헹궈 물기를 짠 후 다진 다음 쪄낸 떡을 칠 때 섞어 차지게 될 때까지 친다.

④ 쫄깃할 정도로 떡이 쳐졌으면 손에 소금물을 묻혀 가며 길게 가래 모양으로 만들어 떡살로 모양을 낸 후 콩고물을 묻힌다.

(7) 쑥굴레 – ①

재료 찹쌀가루, 삶은쑥, 거피팥, 계피가루, 꿀, 생즙, 소금

① 쌀가루에 쑥을 넣고 절구에 한참 찧어서 쑥이 골고루 풀어져 끈적거리면 크게 반대를 만들어 찐다.

② 쪄 놓은 팥은 뜨거울 때 방망이로 으깨 체에 내려 고물을 만든다.

③ 팥고물 중 일부를 꿀, 계피가루를 넣고 엉기도록 반죽하여 놓는다.

④ 중탕에서 찐 떡을 절구에 찧거나 양푼에 놓아 방망이로 꽈리가 일 게 젓는다.

⑤ 떡을 떼어 송편을 빚듯 구멍을 파고 팥소를 넣고 오무려 팥고물을 묻힌다.

⑥ 꿀에 생강즙을 섞어서 곁들여 먹는다.

(8) 쑥굴레 – ②

재료 찹쌀 5컵, 쑥 $\frac{1}{2}$ 컵, 거피팥 2컵, 소금 $\frac{1}{2}$ 큰술, 녹두 2컵, 조청 2큰술, 생강즙 1작은술

① 불린 찹쌀에 쑥을 넣어 같이 가루를 만든다.

② 녹두는 불린 다음 껍질을 벗기고 소금을 약간 넣어 찜통에 찐 후 뜨거울 때 방망이로 으깨어 구멍이 큰 체에 내려 고물을 만든다.

③ ①의 가루를 익반죽하여 밤송이만큼 둥글게 만들어 끓는 물에 삶아 건져서 녹두에 굴린다.

④ 조청을 끓여 생강즙을 섞어서 곁들여 놓는다.

(9) 쑥개피떡

재료 쑥, 멥쌀가루 5컵, 팥 2컵, 흑설탕 $\frac{1}{3}$ 컵, 소금 3큰술,

① 멥쌀가루는 깨끗이 씻어 모래나 돌을 일어 반나절 정도 물에 담가서 쌀을 불린다. 빻기 20~30분 전 소쿠리에 건져 물기를 쭉 뺀다. 절구로 가루로 빻으며 빻을 때는 소금을 조금씩 자주 뿌려가며 간을 맞춘다. 소금의 양은 쌀 큰되 하나에 소금 큰 술 하나를 넣는다. 다 빻은 쌀가루에 설탕물을 조금 씩 뿌려가며 다시 한 번 절구에 빻아 체로 가루를 친다.

② ①의 떡가루를 고운체로 쳐서 끓는 물로 반죽하여 시루에다 쪄 낸다.

③ 쑥을 데쳐 물기를 짜고 찧은 다음 찐 떡가루를 떡메로 잘 칠 때 골고루 넣어 쑥떡을 만든다.

④ 거피한 팥을 소금 간하여 쪄서 곱게 으깨어 굵은 체로 친다. 그것에 설탕을 넣고 맛을 돋우어 팥소를 만들어 밤톨만큼씩 떼어 뭉쳐 둔다.

⑤ 떡가래를 만들기 전의 흰떡을 조끔 씩 떼어 방망이로 얇게 민다.

⑥ 그 속에 준비한 팥소를 넣고 팥소를 덮은 다음 작은 보시기나 컵으로 팥소 언저리를 눌러 찍어 반달을 만든다.

⑦ 다 된 쑥개피떡은 참기름을 발라 마무리한다.

(10) 쑥단자

재료 찹쌀 5컵, 쑥 100g, 대추 10개, 잣 1.2컵, 흑설탕시럽(꿀)

① 찹쌀은 가루를 곱게 빻아 체에 내린다.

② 쑥은 끓는 물에 데쳐 물기를 꼭 짠다.

③ 쌀가루에 쑥을 넣어 고루 비벼 찜통에 찐 다음 넓은 그릇에 쏟아 방망이로 찧는다.

④ 도마위에 설탕시럽을 바르고 떡을 놓아 편편하게 편 후 대추채, 잣가루를 뿌린다.

(11) 쑥경단 - ①

재료 찹쌀가루 3컵, 흑설탕 $\frac{1}{4}$ 컵, 쑥 가루 3큰술, 물 6-7큰술, 고물 (대추 실백잣 콩가루)

① 찹쌀을 불려 소금을 넣고 방아로 빻아 찹쌀가루를 만든 다음 체에 내린다.
② 찹쌀가루에 설탕과 쑥 가루를 넣어 고루 잘 혼합한다.
③ ②의 가루에 뜨거운 물을 넣어 익반죽하여 잘 치대어 놓는다.
④ ③의 반죽을 조그맣게 떼어 일정한 크기로 빚는다.
⑤ 냄비에 물을 붓고 끓으면 ④의 경단을 넣고 주걱으로 저으면서 삶는다.
⑥ 삶아 물 위에 떠오르면 조리로 건져 찬물에 헹군 다음 물기를 빼 놓는다.
⑦ 대추는 깨끗이 손질하여 포를 뜬 후 곱게 다진다. 잣은 고깔을 떼고 행주로 닦은 다음 종이 위에 놓고 곱게 다진다.
⑧ ⑤의 쑥경단에 잣·대추·콩고물을 굴리면서 묻힌 다음 그릇에 옆옆이 담아 낸다.

(12) 쑥경단 - ②

재료 찹쌀 1되(小), 삶은쑥 2컵, 콩가루 1컵, 팥고물 1컵, 잣 $\frac{1}{2}$ 컵, 소금 약간

① 찹쌀은 깨끗이 씻어서 물에 충분히 불린 다음, 일어서 물기를 뺀 후 소금을 넣어 빻아 체에 내려놓는다.
② 삶은 쑥을 곱게 찧어서 찹쌀가루에 골고루 섞어 끓는 물에 찹쌀가루를 익반죽해서 오래 치대어 빛깔이 골고루 물이 들고 부드러워지면 젖은 행주로 덮어서 잠시 둔다.

③ 콩은 깨끗이 씻어 일어서 물기를 없앤 다음 노릇노릇하게 볶아서 곱게 빻아 고운체에 내려놓는다.

④ 팥은 통팥을 맷돌에 타서 물에 불려 거피를 한 다음, 시루에 쪄서 소금을 넣어 찧어서 굵은 체에 내려놓는다.

⑤ 잣은 잣가루를 만들어 놓는다.

⑥ 찹쌀 반죽은 다시 치대어 새알만큼씩 떼어 경단을 만든다.

⑦ 끓는 물에 ⑥을 삶아서 건진 다음 찬물에 헹구어 물기를 빼고 약간 식으면 3등분한다.

⑧ ⑦의 경단을 각각 콩가루와 잣가루·팥고물의 삼색으로 묻힌다. 쑥을 파랗게 데치려면 소다를 약간 넣고 데쳐서 물에 여러번 헹구어 쓴다.

(13) 쑥송편 – ①

재료 멥쌀 2컵, 쑥 $\frac{1}{2}$컵, 소금 약간, 깨 6큰술, 흑설탕 3큰술, 소금 약간

① 멥쌀을 불려서 가루로 빻아 체에 쳐서 2등분해 둔다.

② 쑥은 믹서에 갈거나 절구에 빻아서 준비해 둔다.

③ 준비한 ①의 쌀가루에 따뜻한 물을 넣어서 반죽을 만든다.

④ 2등분한 쌀가루 중에 하나는 쑥을 넣어서 쑥색으로 반죽한다.

⑤ 반죽을 오래 치대고 젖은 행주로 덮어 놓는다. 깨, 설탕, 약간의 소금을 섞어 속재료를 준비한다.

⑥ 반죽을 떼어서 동그랗게 만들어 속을 넣은 다음 조개모양으로 예쁘게 빚는다.

⑦ 다 만든 송편은 시루나 찜통에 솔잎을 깔고 서로 닿지 않게 놓고 쪄 낸다.

⑧ 떡이 익으면 솔잎을 떼고 물에 씻어 소쿠리에 건져 놓는다. 참기름을 발라서 그릇에 담아낸다.

(14) 쑥송편 – ②

재 료 (약 20개 분) 쌀가루 2컵, 쑥 가루 1작은술 또는 쑥 삶은 것 40g, 꿀 1큰술, 끓는 물 약 4큰술, 팥 $\frac{1}{2}$ 컵, 꿀 1작은술, 소금 · 참기름 약간씩.

① 팥은 물에 담가 불려서 껍질을 벗긴 다음 찜통에 찐다. 뜨거울 때 체에 내려서 꿀과 소금을 넣고 섞는다. 식혀서 은행 알 크기로 뭉친다.

② 쌀가루에 쑥가루를 섞어서 체에 내려 꿀을 넣고 손바닥으로 싹싹 비벼 고루 섞는다. 끓는 물을 부어서 매끈하게 반죽한다. 색이 연한 듯해도 찌면 색이 진해지므로 더 넣지 않아도 된다.

③ 반죽이 매끈해지면 젖은 면 보자기로 덮어 놓고 엄지 한 마디 크기로 떼어 동그랗게 만든다.

④ 위의 반죽으로 가운데 구멍을 파고 속을 넣은 다음 아물려서 주물러 공기를 빼고 럭비공 모양으로 만든 다음 입술을 만든다.

⑤ 찜통에 솔잎을 깔고 젖은 면 보자기를 깐 다음 송편 빚은 것을 놓고 김이 오른 통 위에 올려 25~30분 정도 찐다. 물 1큰술에 참기름을 약간 섞은 물을 묻혀 식힌다.

색 내기 재료 반죽에 쑥 가루를 넣으면 짙은 녹색이나 송편이 한결 맛깔스러워 보인다.

속 재료 송편 속으로 자주 이용되는 팥은 맛이 담백하다.

(15) 쑥설기떡

▣ 재료 쑥 100g, 찹쌀가루 · 멥쌀가루 1½컵씩, 소금 약간, 물 4큰술, 설탕
⅓컵, 대추 10개, 호두 5개

① 쑥은 깨끗하게 다듬어 헹군 후 팔팔 끓는 물에 살짝 데쳐 헹군 다음 물기를
짜서 반으로 썬다.
② 찹쌀가루와 멥쌀가루를 그릇에 담고 소금과 물을 넣어 섞는다. 반죽을 손
으로 한번 쥐었다 펴보아 가루가 흐트러지지 않고 그대로 있으면 적당한
것. 이 가루를 체에 한번 내린다. 이렇게 해야 부드러운 떡을 만들 수 있다.
③ 대추는 씻어 껍질만 돌려깎아 곱게 채썰고, 호두는 껍질을 깨끗하게 벗긴
후 곱게 다진다.
④ ②에 설탕을 넣어 고루 섞은 후 찜통에 한켜 깔고 대추와 호두, 쑥을 반으로
나눠 얹은 후 다시 쌀가루를 얹고 남은 대추와 호두, 쑥을 얹어 30분 정도
푹 찐다.

(16) 쑥인절미

▣ 재료 쑥 100g, 찹쌀 3컵, 소금 약간, 팥앙금 150g, 옥수수 전분 · 후추 약간씩

① 쑥은 깨끗하게 다듬어 헹군 후 팔팔 끓는 물에 데친다. 데친 쑥은 얼른 찬물
에 헹궈 물기를 빼고 곱게 다진다.

② 찹쌀은 깨끗하게 씻어 30분 정도 물에 담가 불린 후 체에 밭쳐 물기를 뺀다.

③ 한김 오른 찜통에 면보자기를 깔고 ②의 찹쌀을 안친 다음 소금을 약간 뿌려 30분 정도 푹 찐다.

④ 푹 쪄진 찹쌀을 넓은 그릇에 담고 쑥을 넣어 고루 섞은 후 방망이로 곱게 으깬다.

⑤ 부드러워진 찹쌀을 한입 먹기 좋은 크기로 덜어 팥앙금을 적당히 덜어 넣고 동그랗게 뭉쳐 옥수수 전분을 살짝 뿌린다.

⑥ ⑤를 베이킹 컵에 한개씩 담는다. 시럽이나 다진 호두를 얹어 먹어도 맛있다.

(17) 쑥버무리

🍯 재료 멥쌀가루 5컵, 쑥 80g, 흑설탕 $\frac{1}{2}$ 컵, 소금 $\frac{1}{2}$ 큰술, 물 $\frac{1}{4}$ 컵

① 쑥은 누런 잎과 억센 줄기를 잘라낸 다음 깨끗이 씻어서 물기를 뺀다.

② 초봄에 나는 쑥은 그대로 쓰지만 5월에 나는 쑥은 데쳐서 써야 한다.

③ 쌀가루는 체에 내린다.

④ 쑥을 두세 번에 나눠가며 쌀가루를 고루 묻힌다.

⑤ 찜통에 대나무찜통(수분이 돌지 않아서 떡이 질어지지 않는다)을 넣고 젖은 면보자기를 깔고 쌀가루 묻힌 쑥을 담는다.

⑥ 뚜껑을 덮고 옆으로 늘어진 보자기를 뚜껑 위로 접어 올리고 센 불에서 20분 정도 찐다.

⑦ 대꼬치로 찔러 흰 가루가 묻어나지 않으면 익었으므로 꺼내서 접시에 담고 설탕을 솔솔 뿌려낸다.

(18) 쑥장떡

재료 쑥 200g, 새우살 $\frac{1}{2}$ 컵, 오징어살 $\frac{1}{2}$ 컵, 붉은 고추 2개, 멥쌀가루 $\frac{1}{2}$ 컵, 밀가루 식 $\frac{1}{2}$ 컵, 고추장 1큰술, 된장 $\frac{1}{2}$ 큰술, 고춧가루 1큰술, 물 1컵

① 쑥은 잎만 떼어서 씻어 건져 물기를 빼 놓고, 붉은 고추는 동그란 모양이 되게 썰어서 씨를 빼고 찬물에 헹군다.
② 새우살과 오징어살은 씻어서 굵게 다져 놓는다.
③ 쑥, 새우살, 오징어살을 합하여 멥쌀가루와 밀가루 섞은 것으로 버무린다.
④ 물에 고추장, 된장, 고춧가루, 붉은 고추를 섞은 다음 앞에 준비한 재료와 섞어 약간 되게 만들어 기름을 두르고 지진다.

(19) 쑥찹쌀꿀경단버무림

재료 쑥 100g, 찹쌀가루 1$\frac{1}{2}$ 컵, 뜨거운 물 5큰술, 소금 약간, 튀김기름 $\frac{1}{2}$ 컵, 꿀 5큰술, 다진 호두 3큰술

① 쑥은 손질해 곱게 다진다.
② 다진 쑥을 찹쌀가루와 섞은 뒤 뜨거운 물을 붓고 소금으로 간해 여러 번 치댄다. 반죽을 비닐봉지에 넣어 30분 정도 둔다.
③ ②의 반죽을 한입 크기로 동그랗게 경단을 빚은 뒤, 가운데에 작은 구멍을 낸다. 그래야 튀길 때 기름이 튀지 않는다.
④ ③의 경단을 170℃의 기름에 넣어 튀긴다.

⑤ 꿀에 다진 호두를 넣어 섞은 뒤 튀긴 쑥찹쌀경단을 넣어 고루 버무린다.

5) 튀김

(1) 쑥 튀김 - ①

재료 쑥 200g, 밀가루 100g, 녹말가루 100g, 달걀 3개, 식용유

① 쑥을 깨끗이 다듬어 씻어 물기를 빼 놓는다.
② 밀가루와 녹말가루를 반반씩 섞어 걸쭉하게 튀김옷을 준비한다.
③ 다듬어 놓은 쑥에 마른 밀가루를 한번 묻혀서 준비한 튀김옷에 하나씩 적셔서 옷을 입힌다. 이렇게 하면 옷이 잘 벗겨지지 않고 쑥의 모양도 산다.

(2) 쑥 튀김 - ②

재료 쑥 200g, 통밀가루 $\frac{1}{2}$컵, 생수 $\frac{2}{3}$컵, 전분가루 $\frac{1}{4}$컵, 소금 적당량, 다진 마늘 2큰술, 검은깨 1큰술, 튀김가루

① 깨끗이 다듬어 씻어서 물기를 뺀 쑥에 밀가루를 묻히고 여분은 털어낸다.
② 넓은 그릇에 밀가루와 녹말을 반반씩 섞어 물로 걸쭉하게 반죽을 한 다음 마늘, 통깨를 넣고, 소금으로 간을 맞춰 튀김옷을 만든다.
③ 쑥을 하나씩 잡고 튀김옷을 골고루 입혀 줄기가 서로 엉키지 않게 살살 털면서 건져 140~150℃로 끓는 기름에 튀겨낸다.

(3) 쑥 튀김 - ③

🧂 **재료** 쑥 200g, 잔멸치 30g, 튀김가루 1컵, 녹말가루 $\frac{1}{3}$컵, 얼음물 1컵, 밀가루 약간, 달걀 1개, 간장 2큰술, 식초 1큰술, 고춧가루 1큰술, 송송 썬 실파 1큰술, 깨소금 약간

① 쑥은 깨끗하게 다듬어 씻어 체에 밭쳐 물기를 뺀다.
② 볼에 튀김가루, 녹말가루를 체에 친 다음 달걀과 얼음물을 섞어 멍울이 생기지 않도록 고루 섞은 다음 차게 준비한다.
③ 튀김기름을 예열시킨다.
④ 볼에 ②의 달걀 물과 밀가루를 넣어 부드럽게 섞는다.
⑤ ①의 쑥과 멸치에 날 밀가루를 고루 섞고 ④의 튀김반죽을 입혀 ③의 팔팔 끓는 튀김기름에 넣어 튀긴다.

(4) 쑥야채튀김

🧂 **재료** 쑥 200g, 감자 1개, 당근 $\frac{1}{3}$개, 양파 $\frac{1}{4}$개, 밀가루 5큰 술, 녹말가루 3큰 술, 달걀 $\frac{1}{2}$개 분량, 물 4큰 술, 소금 약간, 튀김기름 1컵

① 쑥은 손질해 물기를 턴다. 감자와 당근, 양파는 손질해 곱게 채 썬다.
② 밀가루와 녹말가루, 달걀, 물, 소금을 그릇에 담고 거품기나 젓가락으로 멍울이 없도록 잘 섞는다.
③ ②에 손질한 쑥과 채소를 넣어 가볍게 섞은 뒤 170℃의 기름에 적당량씩 넣어 바삭하게 튀긴다.

(5) 쑥해물튀김

춘곤증을 몰아주는데 효과적이다.

재료 쑥 100g, 오징어 1마리, 양파 1개, 붉은 고추 1개, 밀가루 200g, 물 11/2컵, 소금 1작은술

| 요리 **tip** |

쑥 흐르는 물에 깨끗이 씻어 건져 둔다. 오징어 내장을 제거한 후 껍질을 벗기고 3㎝ 길이로 채썬다. 양파, 붉은 고추 4㎝ 길이로 채썬다.

① 손질한 쑥, 오징어, 양파, 고추를 섞은 후 밀가루, 물, 소금을 넣어 반죽한다.
② 170?의 튀김기름에 적당량씩 떼어 넣어 노릇노릇하게 튀긴다.
③초간장을 곁들인다.

(6) 쑥을 채운 치킨스테이크

재료 쑥 150g, 닭 가슴살 4쪽, 슬라이스 치즈 4장, 양파 즙 2큰술, 소금 · 후춧가루 약간씩, 올리브 오일 3큰술, 쑥 소스(쑥 가루 1큰술, 버터 1큰술, 밀가루 2작은술, 우유 1컵, 생크림 $\frac{1}{2}$컵, 소금 약간), 곁들이(양송이버섯 5개, 양파 $\frac{1}{2}$개, 소금 · 후춧가루 조금씩, 올리브 오일 1큰술)

① 쑥을 깨끗이 씻어 굵게 썬다. 양송이버섯은 저며 썰고, 양파는 채 썬다.
②닭 가슴살을 칼을 뉘여 포를 뜨듯 반으로 가른 뒤 양파 즙, 소금, 후춧가루로 간한다.

③ 닭 가슴살 속에 쑥과 치즈를 채우고 가장자리를 잘 아물린 뒤, 올리브 오일 두른 팬에 속까지 충분히 익도록 굽는다. 처음에는 센 불에서 굽다가 불을 약하게 줄여 5분 정도 은근히 굽는다.

④ 달군 냄비에 버터를 두르고 밀가루를 넣어 달달 볶다가, 쑥 가루와 우유를 붓고 한소끔 끓인다. 여기에 생크림을 넣고 소금으로 간 해 소스를 만든다.

⑤ 달군 팬에 올리브 오일을 두르고 양송이버섯과 양파를 넣어 볶다가 소금과 후춧가루로 간한다.

⑥ 접시에 ⑤를 담고 ③의 치킨스테이크를 올린다. 접시 가장자리로 소스를 끼얹는다.

(7) 쑥새우튀김

재료 새우400g, 쑥100g ,소금 $\frac{1}{2}$ 작은술 ,밀가루 $\frac{1}{2}$ 컵 ,튀김기름, 적당량 밀가루 1컵, 달걀1개, 얼음냉수 $\frac{3}{4}$ 컵, 소금 $\frac{1}{2}$ 작은술

| 요리tip |

- 새우는 껍질이 단단하면서 윤기가 나는 싱싱한 것으로 골라 깨끗이 씻어서 물기를 뺀다.
- 쑥은 뿌리를 잘라내고 시든 잎과 줄기를 땐 다음 흐르는 물에 흔들어 씻어서 소쿠리에 건져 물기를 뺀다.
- 신선한 달걀은 껍질이 까칠까칠하다. 다른 식품과는 달리 껍질에 윤기가 있고 미끈거리는 것은 오래된 달걀이다. 오래 되면 껍질의 케라틴이 벗겨져 매끄러워진다.
- 양념초장은 진간장 2큰술에 식초, 설탕, 무 간 것을 1큰술씩 섞으면 시원한

맛이 난다.

① 넓은 그릇에 달걀을 풀고 얼음냉수를 섞은 후에 소금을 조금 넣는다.

② 밀가루를 달걀 푼 것에 넣고 가볍게 섞는다. 많이 저으면 튀김옷에 끈기가 생겨 튀김이 바삭하게 되지 않는다. 밀가루가 덜 풀린듯 해도 튀기는 데는 지장이 없으므로 대강 섞는다. 또 튀기기 직전에 만들어야 한다.

③ 새우는 깨끗이 씻어서 물기를 빼어 머리를 떼어 내고 꼬리 부분만 남긴 채 껍질을 벗긴다. 꼬리 끝도 살짝 잘라서 물을 뺀다.

④ 손질한 새우의 꼬리를 잡고 배 쪽에 4~5번 칼집을 넣는다. 너무 깊이 넣으면 잘라지므로 중간정도의 깊이로 넣는다.

⑤ 칼집 넣은 부분이 위로 가게 새우를 나란히 늘어놓고 소금을 골고루 뿌려 간한다.

⑥ 깨끗이 다듬어 씻어서 물기를 뺀 쑥에 밀가루를 묻히고 여분을 털어낸다.

⑦ 새우도 꼬리 부분을 남기고 골고루 밀가루를 묻히는데, 그대로 튀기는 것이 아니라 그 위에 다시 튀김옷을 입히므로 너무 많이 묻히지 않는다.

⑧ 쑥은 하나씩 튀김 옷 속에 완전히 넣어서 줄기가 서로 엉켜 붙지 않게 살살 털면서 건지고, 새우는 꼬리 부분을 떨어지지 않도록 조심스럽게 잡고서 몸통 부분에만 묻힌다.

⑨ 기름이 140~150℃로 가열되면 튀김 옷 입힌 새우와 쑥을 하나씩 조심스럽게 밀어 넣고 수분을 빼면서 천천히 튀겨낸다. 너무 많이 넣으면 기름의 온도가 낮아져서 튀김의 맛이 떨어진다.

⑩ 채반이나 접시에 깨끗한 종이를 깔고 새우와 쑥 튀김을 담은 다음 양념초 장과 함께 낸다.

(8) 쑥커틀릿

재료 쑥 50g, 돼지고기 300g, 소금, 후춧가루, 통밀가루, 빵가루 약간씩, 달걀 2개, 올리브유 적당량, 돈가스 소스 약간

① 돼지고기는 등심으로 준비해 1㎝ 두께로 썰어 잔 칼집을 넣고 소금, 후춧가루로 간한 다.
② 쑥은 끓는 물에 살짝 데친다.
③ ①의 고기에 삶은 쑥을 올리고 함께 두들겨 쑥이 고루 고기에 잘 배이도록 한다.
④ ③의 고기를 밀가루, 달걀 푼 물, 빵가루의 순으로 튀김옷을 입혀 170℃에서 노릇노릇 하게 튀겨낸다.
⑤ 그릇에 담고 돈가스 소스와 야채샐러드를 담아낸다.

(9) 쑥부각

재료 쑥, 찹쌀, 된장, 고춧가루

① 쑥의 앞면에만 찹쌀풀을 묻혀 그 위에 된장, 고추가루를 살짝 버무린 양념을 발라준다.
② 이것을 3일 정도 말려, 기름에 튀겨 낸다.

6) 부침개

(1) 쑥전 – ①

재료 쑥 200g, 밀가루 200g, 물 1½ 컵, 소금 2작은술, 붉은 고추 1개, 풋고추 1개, 식용유, 초간장(간장 1큰술, 식초 1작은술)

① 쑥은 질긴 부분을 없애고 깨끗이 다듬어서 씻는다.
② 붉은 고추와 풋고추는 곱게 다진다.
③ 밀가루, 물, 소금을 섞다가 쑥을 넣어 반죽한다.
④ 팬에 식용유를 두르고 익히다가 붉은 고추·풋고추를 올린 다음 뒤집어 익힌다.
⑤ 초간장을 곁들여 낸다.

(2) 쑥전 – ②

재료 쑥 100g, 붉은고추 1개, 달걀 1개, 통밀가루 ½ 컵, 물 4큰술, 소금 약간

① 쑥은 억센 잎은 떼어내고 끓는 물에 소금을 약간 넣고 데친 후 찬물에 헹군 물기를 짜고 다진다. 붉은 고추는 채썬다.
② 우묵한 볼에 달걀을 풀고 물, 밀가루, 소금을 넣고 섞는다.
③ ②에 다진 쑥과 붉은 고추를 넣고 섞은 후 열이 오른 팬에 기름을 두르고 한 수저씩 떠서 앞뒤로 노릇하게 지진다.

(3) 쑥꽃 지짐이

재료 쑥, 쌀, 진달래, 꽃잎, 올리브유, 소금, 흑설탕, 고명(검은깨, 대추, 잣, 건
포도, 호두, 해바라기씨, 땅콩)

① 삶은 쑥과 쌀을 1 : 2의 비율로 준비해 방앗간에 가서 빻아 온다.(이때 설탕
과 소금을 조금씩 넣어 간을 한다)
② 곱게 빻아온 가루에 물을 붓고, 수제비 반죽보다 약간 질게 반죽을 한 다음
10분 정도 놓아둔다.
③ 팬에 기름을 자작하게 두르고 동글납작하게 만들어 지진다.
④ 두어 번 뒤집어 익힌 반대기 위에 씻은 진달래 꽃잎을 예쁘게 올리고 숟가
락으로 꼭꼭 눌러 익히면 꽃 지짐이가 된다.
⑤ 진달래 대신 검은깨를 모양 있게 뿌리고 채썬 대추와 건포도로 장식을 하
면 '쑥깨 지짐이'가 되고, 땅콩이나 아몬드로 장식을 하면 '쑥땅콩 지짐
이'가 된다.

7)기타

(1) 쑥수제비
수제비 반죽에 날콩가루와 함께 쑥(쑥가루를 섞거나 쑥으로 반죽하면)
을 곁들이면 영양면에서도 만점이다.

재료 쑥 50g, 밀가루 4컵, 소금 1큰술, 달걀 1개, 식용유 4큰술, 다시멸치 5

마리, 호박 $\frac{1}{2}$ 개, 대파 1뿌리, 다진 마늘 1작은술, 물

① 멸치는 내장, 머리를 제거하고, 기름 없는 냄비에 살짝 볶아 비린내를 없앤다.

② 찬물에 멸치와 물을 붓고 끓인 후 체에 거른다.

③ 밀가루, 달걀, 소금, 식용유, 쑥으로 반죽을 하여 비닐봉지에 담아서 냉장고에 30분 정도 보관한다.

④ 호박은 돌려깍기하여 채 썰어 소금에 절였다가 살짝 볶는다.

⑤ 대파는 어슷썬다.

⑥ 끓는 ②의 멸치다시에 밀가루를 얇게 떼어 넣고 끓인다.

⑦ 거의 익었을 때 대파, 다진 마늘을 넣고 끓인다. 부족한 간은 소금으로 한다.

⑧ 그릇에 ⑦의 수제비를 담고, 볶은 호박은 고명으로 올려 담아낸다.

(2) 쑥샐러드

일반적으로 쑥은 다른 봄나물보다 그 향이 진해서 생채나 나물무침은 하지 않는다. 하지만 다음과 같은 방법으로 해먹으면 맛있는 샐러드가 된다.

재료 어린 쑥 (어린 쑥이어야 쓴 맛이 덜하고 부드럽다.), 양파(얇게 썰어서 흐르는 물에 헹구어 매운 맛을 가시게 하고 물기를 빼 놓는다.), 케일, 양배추, 참치 통조림, 마요네즈

잘게 썬 쑥과 썰어서 흐르는 물에 헹군 양파에 케일이나 양배추를 더하고 참치 통조림을 섞는다. 그 다음 마요네즈에 잘 버무리면 쑥의 쓴

맛과 양파의 매운맛이 없어져 어린이들도 잘 먹는다. 물론 술안주로도 그만이다. 참치가 싫으면 배, 방울토마토 등의 다른 야채나 과일 등을 곁들여도 좋다.

(3) 쑥버섯볶음

재료 쑥 50g, 표고버섯 3장, 양송이 50g, 마늘 1작은술, 간장 2작은술, 설탕 약간씩, 소금 약간씩, 후추(가루) 약간씩, 식용유 약간씩

① 마른 표고버섯은 따뜻한 물에 불려 밑둥을 없애고 물기를 꼭 짠 다음 채썬다.
② 쑥의 질긴 부분을 없앤 후 끓는 물에 데쳐 물기를 짠다.
③ 느타리버섯은 끓는 물에 데쳐 물기를 없애고 손으로 찢는다.
④ 팬에 식용유를 두르고 저민 마늘을 볶다가 표고버섯, 느타리버섯, 쑥을 넣어 볶는다. (센 불에서 빠르게 살짝 볶아야 맛있다.)
⑤ 간장, 설탕, 소금, 후춧가루를 섞어 ④에 넣어 간을 해 마무리한다.

(4) 초고추장쑥무침

재료 쑥 150g, 미나리 50g, 고추장 1큰술씩, 식초 1큰술씩, 설탕 1큰술, 마늘 1작은술씩, 파(다진 것) 1작은술씩, 참기름 1작은술씩, 깨소금 $\frac{1}{2}$ 작은술

① 쑥은 질긴 부분을 없애고 끓는 물에 데친 후 물기를 짠다.
② 미나리는 끓는 물에 데친 후 물기를 짜고 4㎝ 길이로 썬다.

③ 쑥, 미나리, 양념장을 함께 넣고 버무린다.

(5) 쑥아이스크림

재료 쑥 50g, 우유 1컵, 생크림 2큰술, 바나나 $\frac{1}{2}$ 개, 꼬지

① 생 쑥과 우유, 생크림, 바나나를 믹서에 넣고 간다.
② 꼬지를 가운데 세우고 얼린다.

(6) 쑥밀쌈

재료 쑥 200g, 물 $\frac{1}{2}$ 컵, 밀가루 1컵, 소금 약간, 식용유 2큰술, 쌈 채소(새송이 버섯 2개, 청 · 홍 피망 $\frac{1}{3}$ 개씩, 당근 $\frac{1}{2}$ 개, 양파 $\frac{1}{2}$ 개, 소금 약간, 참기름 2큰술, 식용유 3큰술)

① 쑥은 씻어 커터에 물과 함께 넣고 곱게 간 뒤 가제에 걸러 즙만 받는다.
② 쑥즙을 밀가루에 넣어 고루 섞은 뒤 체에 한번 내려 소금으로 간한다.
③ 달군 팬에 식용유를 조금 두른 뒤 ②의 반죽을 떠 넣어 지름 5㎝ 정도로 동그랗게 밀전병을 부친다.
④ 쌈 채소를 손질해 모두 비슷한 길이로 채 썬다. 각각 식용유를 두른 팬에 볶다가 소금과 참기름을 약간씩 넣어 간한다. ⑤ 접시에 밀전병을 반 접어 돌려 담고 볶은 쌈 채소를 곁들여 담는다.

(7) 쑥완자조림

재료 쑥 100g, 다진 쇠고기 · 돼지고기 100g씩, 다진 마늘 $\frac{1}{2}$ 작은 술, 참기름 1큰술, 소금 · 후춧가루 조금씩, 밀가루 1큰술, 조림장(간장 3큰술, 물 $\frac{1}{2}$ 컵, 물엿 · 설탕 2작은술씩, 참기름 1작은술)

① 쑥은 다듬어 씻어 곱게 다진다.
② 쇠고기와 돼지고기에 다진 마늘과 참기름, 소금, 후춧가루를 넣고 여러 번 치대면서 반죽하다가 다진 쑥을 넣는다.
③ ②의 반죽을 동그랗게 완자 모양으로 빚은 후 밀가루에 살짝 굴려 가볍게 옷을 입힌다.
④ 조림장 재료를 냄비에 담아 한소끔 끓이다가 ③의 쑥완자를 넣어 돌돌 굴려가며 조린다.

(8) 쑥두부비스킷

재료 쑥 100g, 두부 $\frac{1}{2}$ 모, 밀가루 5큰술, 버터 1 $\frac{1}{2}$ 큰술, 설탕 2큰술, 소금 약간, 딸기시럽 3큰술, 딸기 3개

① 쑥은 씻어 곱게 다지고, 두부는 가제에 싸서 물기를 짜면서 곱게 으깬다.
② 쑥과 두부를 한데 담아 고루 섞은 뒤 밀가루와 버터 1큰술, 설탕, 소금을 넣어 차지게 반죽한다.
③ 쿠킹호일에 남은 버터를 고루 펴 바르고 쑥두부 반죽을 얄팍하게 펼친 뒤 1 ×5㎝ 길이로 자른다.

④③을 170℃로 예열한 오븐에 넣어 15분 정도 굽는다. 딸기시럽에 잘게 썬
딸기를 섞어 비스킷과 함께 낸다

(9) 쑥차

재 료 쑥 ,생강, 감초

① 차용으로는 향이 좋은 바닷가의 쑥을 쓴다.
② 쑥잎은 전초를 채취하여 말린 다음, 잎을 따는 것이 편리하다.
③ 햇볕에 잘 말려서 종이 봉지에 넣어 통풍이 잘되는 곳에 매달아 두고 쓰는
것이 좋다.
④ 건조한 쑥(참쑥이나 약쑥) 100~200g에 물 3컵을 약한 불에 30분 졸여 하루
3회 나눠 마신다.
⑤ 생강 2~3조각이나 감초를 약간 가미하면 좋다.
⑥ 쑥차는 너무 쓰기 때문에 결명자와 등분하여 달이는 것이 좋다.
⑦ 1일 분량은 쑥 잎만으로 달일 때에는 물 500CC에 쑥잎 10~15g넣고 달여
하루에 마신다. 결명자와 혼합할 때에는 물600CC에 쑥잎 5~6g, 결명자
10~15g을 넣고 달여서 하루에 마신다. 설탕을 타지 않는다. 쓴맛을 싫어
하는 사람은 양을 줄이는 것이 좋다.

(10) 쑥즙

재 료 쑥, 사과(배, 당근, 감초)

① 생쑥잎에 물을 넣고 짓이겨 즙을 내어 한 사발 마신다.

② 사과, 배, 당근, 감초 등에 7:3 비율로 즙을 내어 먹으면 쓴맛이 중화되어 맛이 좋다.

(11) 쑥조청

재료 쑥 , 엿기름, 찹쌀

① 쑥의 어린잎을 찧어 즙을 낸다.

② 엿기름 1컵을 미지근한 물 2컵에 불린 후 2시간 후에 체에 내려 윗물만 받는다.

③ 찹쌀 1홉은 씻어 불린다.

④ ①②③을 한 곳에 넣고 약불로 4시간 푹 곤다.

(12) 쑥 국수면발

재료 쑥 1컵, 통밀가루 2컵, 글루텐가루 2큰술, 소금 약간

① 쑥은 생것으로 물을 약간 붓고 믹서에 갈아서 체로 거른다.

② 쑥국물, 밀가루, 소금, 글루텐가루를 섞어 잘 반죽한 것을 밀어 얇게 펴서 썬다.

(13) 쑥국수

📷 **재료** 쑥국수 4인분, 완두콩 1컵, 호박씨 1큰술, 소금 조금, 오이 1개, 당근 1개, 김 2장

① 믹서에 삶은 완두콩과 호박씨, 물 3컵을 붓고 곱게 간 뒤 소금으로 간을 하여 국물을 만든다.
② 오이, 당근은 채썰고 김은 구워서 가위로 채썬다.
③ 그릇에 삶은 국수를 담고 국물을 부은 후 오이, 당근, 김을 올린다.

(14) 쑥수제비

📷 **재료** 쑥 50g, 통밀가루 4컵, 소금 1큰술, 달걀 1개, 올리브유 4큰술, 다시멸치 5마리, 호박 $\frac{1}{2}$개, 대파 1뿌리, 다진 마늘 1큰술, 물

① 멸치는 내장, 머리를 제거하고, 기름 없는 냄비에 살짝 볶아 비린내를 없앤다.
② 찬물에 멸치와 물을 붓고 끓인 후 체에 거른다.
③ 밀가루, 달걀, 소금, 식용유, 쑥으로 반죽을 하여 비닐봉지에 담아서 냉장고에 30분 정도 보관한다.
④ 호박은 돌려 깍기 하여 채썰어 소금에 절였다가 살짝 볶는다.
⑤ 대파는 어슷 썬다.
⑥ 끓는 ②의 멸치다시에 밀가루를 얇게 떼어 넣고 끓인다.
⑦ 거의 익었을 때 대파, 다진 마늘을 넣고 끓인다. 부족한 간은 소금으로 한다.
⑧ 그릇에 ⑦의 수제비를 담고, 볶은 호박은 고명으로 올려 담아낸다.

(15) 쑥나물

재료 쑥 50g, 참기름 2g, 소금 1큰술, 다진 파 1큰술, 다진 마늘 1큰술, 통깨 약간

① 쑥은 검불이나 잡티를 골라내고 깨끗이 다듬는다.
② 물에 서너 번 씻어 건진다. 조금 쇤듯한 것은 줄기를 잘라내고 잎만 사용한다.
③ 쑥은 끓는 물에 데친다.
④ 데친 쑥은 수분을 꼭 짠다.
⑤ 다진 파, 다진 마늘, 참기름, 소금에 무친다.
⑥ 위에 통깨를 뿌린다.

(16) 쑥두부강정

재료 쑥, 두부, 들깨가루, 녹말가루, 기름, 다시마물, 고추장, 물엿

① 어린 쑥을 다듬어 잘게 다진다.
② 두부의 물기를 없애고 으깨어 쑥과 들깨가루, 녹말가루를 넣어 고루 섞은 다음 동그랗게 빚어 녹말가루에 묻힌다.
③ 기름에 두 번 정도 튀긴다.
④ 냄비에 다시마물, 고추장, 물엿을 넣고 졸인 다음 두부에 뿌린다.

제3부 쑥으로 치료하는 자연요법

1. 증상에 따른 쑥 대체요법

1) 위염

위염은 일반적으로 급성과 만성 위염으로 나누어진다. 급성위염은 위점막의 급성염증이 원인인 경우가 많고, 만성위염의 원인은 아직 확실하지 않다.

위염의 일반적인 증상은 식욕부진, 구토, 구역, 위부 압박감 등이고 극심한 통증, 토혈 등을 수반하는 경우도 있다.

치료를 위해서는 정신적 스트레스, 수면부족 등 직업이나 생활 환경에서 오는 요인들을 없애고, 위에 자극을 주는 술이나 담배, 커피, 자극성 향신료, 너무 뜨겁거나 찬 음식, 불규칙적인 식사, 폭식 등을 피해야한다. 그리고 만약 원인이 되는 다른 질병이 있으면 그것부터 치료하여 원인을 제거하는 것도 중요하다.

|약 재| 쑥, 죽엽

위염에는 쑥이 처음 돋아나는 봄에 어린잎을 채취하여 깨끗이 씻어 죽엽과 함께 생즙으로 만들어 먹으면 좋다. 쑥이 많이 자라 억세어졌을 때는 줄기 끝에 새로이 돋아난 잎을 뜯어 말렸다가 죽엽과 같이 달여 먹으면 된다. 최근에는 커피숍에서도 쑥차를 팔고 있으므로 위염환자는 커피 대신 쑥차를 마시면 좋다.

위십이지장 궤양 및 위염이 있는 환자들이 가슴이 쓰리다고 하는데 이때는 명
치 끝이 쓰린 것이 특징이다. 그럴 때에는 신선한 약쑥 15~16g을 잘 찧어서
물 100㎖에 담가 즙을 내어 한 번에 30㎖씩 하루 3번 식전에 먹는다.

2) 구토

구토를 일으키는 원인은 다양하다. 뇌종양, 뇌막염 등으로 인해 뇌
액압이 높아져서 생기는 구토부터 소화기 질병에 의한 것, 정신적인
것, 차멀미와 같은 전정신경의 자극으로 인한 것 등이 있다.
치료를 위해서는 물론 그 원인을 제거해야 하지만 먼저 구토로 인해
잃은 수분을 공급해주어야 한다. 구토가 멎으면 소화되기 쉬운 미음이
나 죽을 조금씩 여러번에 나눠 먹게 한다. 점차 영양가가 높은 음식을
먹는 것이 좋다.

|약 재| 약쑥

소화기병이나 입덧 등으로 구토 증상이 있을 때, 신선한 약쑥을 짓찧어 즙을
내어 한번에 50㎖씩 하루 3번 식전에 먹는다. 약쑥은 비위를 덥히고 아픔을
멈추는 작용이 있으므로 위장장애로 구토가 심할 때 쓴다.

3) 이질

이질에는 두 가지가 있다. 하나는 높은 열이 나지 않는 것으로 한방
에서는 백리(白痢)라 하고, 다른 하나는 높은 열이 나는 것으로 적리(赤
痢)라 한다. 양방의학에서는 백리를 아메바성 이질, 적리를 세균성 이
질로 분류한다.

이질은 백리건 적리건 음식물을 잘못 섭취하여 생기는데 백리는 처음 백색의 곱똥이 나오고 다음에 홍색이 섞여 나오다가 나중에는 잡색이 되는데, 배가 몹시 아프고 변이 급해서 하루 7~8회 정도 화장실을 들락거리게 된다.

또 적리는 처음에 흰빛의 변을 보지만 빨간색이 섞여 있다. 그러나 병증이 경과하면서 유질(油質)의 변으로 변하면서 고열과 함께 토하고 음식을 먹기 힘들다.

쑥을 이용한 이질의 처방은 다음과 같다.

| 약 재 | 약쑥, 건강(乾薑)

쑥잎 150g과 건강 태운 것 40g을 식초 한 숟가락 분량과 함께 물 세사발에 달여 반으로 줄어들면 세 번에 나누어 식간(食間)마다 복용한다.

| 약 재 | 약쑥, 생강 각각 10g

물 200㎖에 약재를 넣고 1시간 가량 서서히 끓여서 물이 반으로 줄면 식후에 마신다.

4) 간장병(肝臟病)

간장병에는 간염, 간경화증, 지방간, 간암 등 여러 종류가 있으나 대표적인 질환은 간염이다. 간염은 급성과 만성이 있으며 원인은 바이러스 감염이고, A형, B형, C형 등이 있는데 B형간염이 절대다수를 차지한다.

간염에 걸리면 오한과 고열이 나고 갑자기 식욕이 떨어지며 피로, 권태감을 느끼게 되고 눈동자가 노래지기도 한다. 때로는 갈비뼈 부근에 압박감과 함께 통증을 느끼게 되고 간이 부어 오르거나 피하에 출혈과 발진이 생길 수도 있다.

　눈알이 노래지고 피부가 노랗게 되는 등의 증상을 한방에서는 황달이라고 말하는데, 이것은 간장병에 의해 나타나는 부차적인 증상으로 담즙색소인 빌리루빈이 혈액 속에 지나치게 증가하여 피부나 점액에 침착되어 노랗게 된 상태를 말한다. 보통 황달의 원인은 다음과 같이 3가지로 크게 나눠볼 수 있다.

　① 폐색성 황달(간후성황달)
　담석이나 종양 등에 의하여 담관에서 장관으로 유출되어야 할 담즙이 담관의 폐색에 의하여 방출장애를 일으킨 경우이다.

　② 간세포성 황달 및 간세담관성 황달(간성황달)
　간세포의 기능장애에 의한 담즙분비장애를 일으키는 경우로 급성 간염에 의한 것이 대표적이다.

　③ 용혈성 황달(간전성 황달)
　과잉의 혈구 파괴로 인하여 일어나는 것으로 주로 용혈성 빈혈인 경우이다.

　황달이 있는 때에는 경중이라도 안정이 필요하며, 특히 식후 1~2시간이 중요하다. 식이는 탄수화물과 단백질은 충분히 공급하되 기름기가 적은 음식을 먹어 지방은 제한한다. 또한 술이나 자극성이 있는 음식을 먹지말고 신선한 채소를 많이 먹도록 한다.

그 중에서도 간에는 인진쑥이 좋은 효과가 있다. 인진쑥은 한방에서 황달을 제거하고 간의 습열독을 풀어주는 약으로 쓰이는 채소이다. 실제로 인진쑥을 복용하면 간수치(GOT, GPT)가 떨어지는 약리작용이 있다. 이러한 인진쑥을 다른 약재와 함께 효과적으로 복용하는 것이 중요하다.

한방 치료에서는 소변을 잘 보게 하여 습기를 제거하고 아울러 열기는 식혀주는 방법으로 황달을 치료하는데 인진쑥, 택사, 적복령, 백출, 저령 등으로 구성된 인진사령산을 위주로 하여 구역질이나 소화가 잘 안 되는 등의 다른 부차적인 증상에 따라 적합한 약물을 배합하여 투여한다. 즉 일반적으로 전형적인 황달에는 인진오령산을 대소변이 잘 나오지 않을 경우에는 인진호탕이나 황연산을 투여한다. 식욕이 없고 쉽게 지치고 피로하면 가감위령탕을 복용하게 한다.

▮약 재▮ 인진쑥 15~30g

준비한 인진쑥을 물에 달여 하루 2~3회에 나눠 먹으면 효과를 볼 수 있다. 인진쑥은 담즙산과 빌리루빈의 배설량을 늘리며 간염바이러스에 대한 억제작용을 한다.

▮약 재▮ 인진쑥 · 미나리 각 3kg, 설탕 1kg

깨끗이 씻은 인진과 미나리를 물과 함께 달여서 약찌꺼기는 버린 다음 거기에 설탕을 넣고 걸쭉해질 때까지 졸여 단지에 보관해두고 한번에 1숟가락씩 하루 3번 공복에 먹는다.

황달이 있으면서 소변이 잘 나오지 않는 경우 등에 쓴다.

│약 재│ 인진쑥, 불수감(佛手柑)

인진쑥은 사철쑥이나 더위지기의 어린잎을 봄에 채취한 것이고, 불수감은 감귤류에 속하는 것으로 부처의 손같이 생긴 감이라해서 붙여진 이름이다. 특히 일본에서 많이 생산되고 있다.

간염 특히 음주과다로 간에 병이 생겼을 때 불수감을 몇 쪽으로 쪼개어 엿색깔이 나도록 은근한 불에 졸이면서 인진가루와 설탕을 뿌린다. 이렇게 만든 걸쭉한 즙을 작은 술잔으로 하나씩 취침 전에 복용하면 효과가 탁월하다.

│약 재│ 인진쑥, 수삼

급성 간염에 인진쑥을 깨끗이 씻어 수삼과 함께 생즙을 내어 마신다.

│약 재│ 인진쑥, 삽주뿌리, 검정콩

인진쑥과 삽주뿌리를 깨끗이 손질하여 말리고 검정콩도 잘 씻어 말린다. 인진쑥, 삽주뿌리 600g정도에 검정콩 한 되 정도를 혼합하여 믹서기 등을 이용하여 가루로 만든다. 이 가루를 빚어 환약을 만들어 식전에 20~30알 정도씩 복용을 하면 간 기능을 회복하는데 좋은 효과를 보인다.

│약 재│ 인진쑥, 보리쌀, 엿기름

인진쑥 적당량을 물에 넣고 삶은 다음에 이 물로 보리밥을 짓는다. 이 보리밥을 다시 엿기름으로 삭힌 후, 달여 먹는다.

│약 재│ 인진쑥, 용담초

인진쑥과 용담초 말린 것을 가루를 낸 후, 같은 비율로 섞는다. 이 가루를 한번에 4g 정도씩 하루에 세 번을 복용한다.

5) 숙취(宿醉), 주체(酒滯)

한국 성인 남자들 중에서 술을 너무 많이 먹어 이튿날까지 깨지 않아 속이 뒤집히는 것처럼 거북하고 머리는 무겁고 식욕이 떨어지는 숙취의 경험이 전혀 없는 사람은 드물 것이다. 이러한 숙취는 과음(過飮)의 결과로서, 알코올이 몸 속에서 대사되는 중에 생긴 아세트알데히드가 혈액을 타고 돌아다니기 때문이다. 이때는 알코올 대사 산물이 몸 밖으로 빨리 배출되도록 도와줘야 숙취가 해소될 수 있다.

주체란 문자 그대로 술에 체했다는 말인데, 많은 술을 마시지도 않았는데 토하고 속이 쓰리고 아플 때를 말한다.

숙취나 주체를 피할 수 있는 가장 좋은 방법은 물론 술을 마시지 않거나 과음하지 않는 것이지만, 직업상의 이유 등으로 술을 마셔야 한다면 위의 쑥탕을 만들어 놓고 마시면 도움이 될 것이다. 그 밖에 녹차, 칡차, 유자차 등도 좋다.

약 재 │ 약쑥, 생강, 마늘

세 가지 약재를 동일한 양을 넣고 물을 두사발 정도 붓고 물의 양이 절반이 될 때까지 졸인다. 이 졸인 물을 찻잔으로 한 잔씩 틈틈이 마시면 좋은 효과를 볼 수 있다.

6) 기생충 질환

기생충이 사람의 몸 안으로 들어가서 여러 가지 물질 대사를 할 때 생기는 산물로 인한 병이다.

침입 경로는 기생충의 종류에 따라 다르고 그 이후의 반응도 그 사람의 영양상태, 면역 상태에 따라 다르게 나타난다. 기생충은 숙주의 영양물질, 피 등을 빨아먹고 산다. 기생충의 수가 많을수록, 활동이 왕성할수록, 기생 부위가 생명활동에 중요한 기관일 수록 증상이 심하게 나타난다.

요즘은 구충제 한 알이면 기생충을 없앨 수 있지만, 과거에는 쑥이 다양하게 이용되었다. 『동의보감』에서는 기생충 약을 만드는데 제비쑥(청호)이 이용되었고, 또 약쑥즙 1되를 공복에 마시면 회충이 죽어 나온다고 하였다. 1960, 70년대에는 쑥의 일종인 시나쑥(일명 산토니카, 산토닌쑥) 종자에서 유효성분을 추출해내어 만든 알약을 구충제로 사용하였다.

기생충 질환은 환경을 깨끗이 하고 음식을 날 것으로 먹지않으면 충분히 예방이 가능하다.

7) 고혈압

혈압이란 혈액이 혈관을 통하여 전신으로 순환할 때 혈관벽에 가해지는 압력을 말하며, 고혈압은 이 압력이 정상보다 높다는 뜻이다. 보통 혈압계로 혈압을 측정할 때 펌프 역할을 하는 심장이 수축하여 혈액을 내보낼 때와 심장이 확장하여 혈액을 흡입하는 주기에 의하여 혈압이 변동하게 되는데 심장이 수축하는 최초에 측정된 혈압치를 최고혈압이라 하고, 심장이 확장하는 최종에 측정된 혈압치를 최저 혈압이라 부른다. 따라서 고혈압이란 최고 혈압치와 최저 혈압치가 정상보다 높은 것이다.

그런데 혈압은 연령, 계절, 아침, 저녁, 정신적 긴장이나 흥분, 운동 등에 따라 달라지므로 그 사람의 정상혈압을 알려면 정신적으로나 육체적으로 안정된 상태에서 측정한 것이어야 한다.

일반적으로 고혈압이라고 하면 최고혈압치 160이상 최저 혈압치 95 이상을 말하며 정상혈압은 최고 140미만 최저 90미만이다.

고혈압은 혈압만 높을 뿐 다른 이상이 없는 본태성 고혈압과 신장 등 다른 장기에 이상이 생겨 고혈압을 일으키는 2차성 고혈압이 있는데 고혈압 환자의 90%이상이 본태성 고혈압이다.

| 약 재 | 쑥, 상백피

쑥과 뽕나무잎, 뽕나무뿌리, 뽕나무속껍질은 모두 고혈압에 효과가 좋다.

상백피 10g과 쑥 15g을 물 두 되에 달여 반으로 졸인다. 이 졸인 물을 아침, 저녁에 찻잔으로 한 잔씩 마시면 고혈압을 다스리는데 효과를 볼 수 있다.

8) 중풍

중풍은 고혈압이나 동맥경화로 인하여 뇌혈관이 터져 뇌출혈이 되거나 뇌혈관이 막혀 뇌혈전증으로 뇌신경 기능에 장애를 일으켜 전신 또는 반신불수를 보이는 뇌혈관 질환의 총칭이다.

중풍에 걸리면 생명을 잃는 경우도 있지만 생명에 지장은 없다고 하더라도 전신 또는 반신을 움직일 수가 없게 되기 때문에 병석에 누워 고생하다가 재발이 되어 죽는 경우가 많다. 따라서 뇌졸중은 예방이 최고이며 원인이 되는 고혈압이나 동맥경화를 잘 조절해야 한다. 식생활을 통해 콜레스테롤량을 줄이고 과로 등 심신의 스트레스를 받지 않도록 노력해야 한다.

| 약 재 | 쑥, 숙지황, 호박

늙은 호박의 속을 다 파내고 여기에 쑥 20g과 숙지황 15g을 넣고 물에 삶는다. 이 물을 수시로 마시면 효과가 있다.

9) 당뇨병

당뇨병은 당질의 대사기능 장애로 인하여 생긴 병이다.

췌장의 베타세포에서 만들어져 혈당을 조절하고 당질의 세포내 흡수를 도와주는 인슐린의 생산 분비가 안되거나 부족할 때 이 병이 생긴다.

사람이 섭취한 음식물은 위장에서 소화되어 신체조직을 만들고 활동하는데 필요한 에너지를 발생시키는 데 쓰인다.

음식물에서 흡수되는 단백질은 아미노산으로 되어 에너지원이 되기도 하지만 주로 신체조직을 만드는 데 쓰이고, 지방질은 주로 에너지원이 되는데 그 중에서도 에너지원으로 많은 비중을 차지하는 것이 당질이다.

당질은 탄수화물 또는 전분이라고도 부르며 몸 안으로 흡수될 때는 포도당의 형태이다. 포도당은 주로 에너지원으로 작용하고 쓰고 남은 포도당은 간에서 지질로 바뀌어 피하(皮下)에 저장된다.

그런데 이 포도당을 세포 안으로 흡수하여 에너지원으로 쓰도록 도와주는 인슐린이 부족하면 혈액속에 섞여 전신의 구석구석에 분포되어 있는 세포안으로 포도당을 흡수시키지 못해 신장에서 여과할 때 오줌으로 배설되어 버린다. 그래서 당뇨병 환자의 오줌은 많은 포도당이 섞여 있는 오줌을 눈다고 해서 당뇨병(糖尿病)이라고 부르게 된 것이다.

당뇨병에 걸리면 에너지원인 당질을 제대로 활용하지 못하기 때문에 부족한 에너지원으로 인해 체내의 지방질이나 단백질을 쓰게 되어 자꾸만 몸이 마르고 기력이 없어지며 저항력이 상실되어 여러 가지 합병증을 유발한다. 또 자꾸 배가 고파지는데 너무 많이 먹으면 혈당치가 상승하여 당뇨성 혼수를 일으켜 생명을 잃는 경우도 있다.

한방에서는 당뇨병을 소갈(消渴)에 포함시켜 상, 중, 하소(上, 中, 下消)로 분류하여 치료한다.

| 약 재 | 인진쑥, 피문어

피문어 중간치 한 마리에 인진쑥 12g을 넣고 피문어가 삶아질 때까지 끓여 그 물을 마신다. 삶은 피문어는 피문어 대로 먹으면 된다.

10) 관절염

관절염에는 여러 종류가 있다.

관절염을 크게 분류하면 외상성 관절염, 류머티스 관절염, 임균성 관절염, 비특이성 관절염, 결핵성 관절염 등이 있다.

① 외상성 관절염 : 관절부위의 타박상으로 생기는 것으로 그 부위에 내출혈이 생겨서 혈종을 만들거나 수종을 만든다. 증상은 외상 부위에 열이 나면서 통증을 느끼게 되는데 비교적 가벼운 편이지만 심할 때는 화농이 되고 그 부위의 관절이 부어올라 운동에 지장을 초래한다.

② 류머티스 관절염 : 습도가 높고 일광(日光)이 부족한 지방 사람들이 잘 걸린다. 따라서 일종의 기후병이라 볼 수 있으며 날이 궂거나 비가 오려고 할 때 관절의 마디마디가 쑤시고 아프다.

③ **임균성 관절염** : 임질균으로 인하여 발생하며 갑자기 통증이 생기는 데 참기가 어려울 정도다. 남자는 무릎관절, 여자는 손관절에 잘 생긴다. 높은 열을 동반하고 관절이 부어올라 운동에 지장을 초래한다.

④ **비특이성 관절염** : 포도상구균, 연쇄상구균 등의 세균침입으로 발병한다. 외부에서도 침입하지만 체내에 염증이 생겼을 때 그 염증 근처 관절로 침입하는 경우도 있다. 높은 열과 함께 심한 통증이 오는데 임균성, 결핵성 관절염과 함께 고질적인 병으로 치부된다.

|**약 재**| 쑥, 솔잎, 산나리꽃뿌리

연한 쑥잎, 새로 돋은 소나무잎을 채취하여 깨끗이 손질하고 산나리꽃은 마늘처럼 생긴 구근을 쓴다. 이 세 가지를 강판에 갈아 헝겊을 대고 물을 받아 담아 두고 관절염 환부에 수시로 바른다. 바르는 방법은 거즈 같은 데에 적셔서 환부에 대면 된다.

류머티스 관절염 치료에 탁월한 효과가 있다.

11) 요통

신선구법(神仙灸法)으로 요통을 치료한다. 오금에 나타난 금의 끝 좌우에 각각 4곳에 3장씩 뜸을 뜨되 매번 한 다리씩 좌우 2곳에 단번에 뜬다. 뜸봉이 거의 타서 살이 뜨거워질 때에 두 사람이 양쪽에서 뜸봉불이 죽을 때까지 불어 준다. 한낮에 뜨면 밤잠을 잘 때쯤 뱃속이 요동하면서 설사를 1~2번 하게 된다. 혹은 뱃속이 몹시 끓으면 병이 곧 낫는다. 이 방법은 신통하게 효과가 있다.

12) 신경성 두통(편두통)

두통이 오는 경우는 매우 다양하다.

열성질환, 신경통, 치통, 혈관계질환에서도 두통이 오고 소화기질환이나 호흡기 질환에서도 두통이 온다. 몸의 어떤 부위에 병이 생기더라도 이것이 뇌신경에 작용하여 두통이 올 수 있다. 그런데 여기서 말하는 신경성 두통은 육체적으로 아무런 이상이 없지만, 신경성 또는 정신적 작용에 의해 일어나는 두통을 말한다. 특히 신경성 두통의 대표적 질환이 편두통이다.

편두통은 주기성, 발작성으로 일어나며 일반적으로 젊은 여성층에서 자주 발생하고 유전성이 있다.

| 약 재 | 쑥, 우방자

말린 쑥잎 20g에 우방자 10g을 넣고 물 한 되를 넣은 후 반으로 줄어들 때까지 졸인다. 이것은 찻잔으로 한 잔씩 마시면 효과가 있다.

쑥과 우방자를 달인 물을 복용할 때 참깨를 조금씩 씹어 먹으면 편두통도 치료되고 혈액도 정화되는 효능을 가지고 있다. 특히 부인병이 있어 편두통이 생겼을 때 아주 잘 듣는다.

13) 여성의 월경통

여자가 한 달에 한 번씩 하는 월경은 일종의 생리현상이다. 여자가 임신할 수 있는 성인이 되면 난소에서 매월 정기적으로 배란이 되는데 이 때 자궁내벽은 배란되는 난자가 남성의 정자와 만나 수정(受精)을 하게 되면 그 수정란이 자궁에 뿌리를 내리기 쉽게 부드럽고 영양이 풍부한 요를 깐 상태가 형성된다. 그러나 정자가 들어오지 않거나 들어

왔다 해도 난자와 합쳐지지 않아 수정란이 되지 않을 때는 착상(着床)이 불가능하므로 수정란을 위하여 마련되었던 자궁내벽의 요는 불필요하게 되어 떨어져 체외로 나오는데 이 같은 현상이 월경이다.

보통 건강한 사람은 자궁벽에서 떨어져 죽은 피 상태로 배출되는 월경현상이 있을 때도 기분상 좀 불쾌할 뿐 신체적으로 이상이 없지만 어떤 여성은 심한 불쾌감과 함께 통증을 동반하고 정신적으로 과민상태가 되어 신경질적이 되거나 충동적으로 도벽이 생기기도 한다. 이 같은 병증, 그 중에서도 심한 통증이 있는 것을 보통 월경통이라고 부른다.

월경에 관한 병은 월경통 외에도 있어야 할 월경이 없는 무월경과 정기적으로 있어야 할 월경이 자주 나오거나 달을 건너 뛰거나 양이 많이 나왔다, 적게 나왔다 하는 월경불순도 있다. 이는 모두 여성의 생리기관에 이상이 있기 때문이며 적절한 치료가 필요하다.

| 약 재 | 약쑥, 구절초, 생강, 대추

약쑥, 구절초 마른 것 각각 12g과 생강 6g, 대추 5~6개를 넣고 물 두 되를 붓고 반으로 줄어들 때까지 달여서 졸인다. 다 졸인 후 찌꺼기는 걸러내고 그 물만 하루 세 번 식전에 찻잔으로 한 잔씩 마시면 효과가 있다.

14) 냉, 대하증

보통 사람들은 냉증과 대하증을 구별하지 못하지만 냉증과 대하증은 엄연히 다르다. 그런데도 일반적으로 냉대하증으로 합쳐 부르고 있고 냉증과 대하증을 같은 병으로 혼동하는 것은 냉증이 있으면 대하증이 잘 생기기 때문이다.

냉증은 현대의학적 병명이 아니다. 현대의학에는 냉증이란 병명은 없으며 구태여 병명을 갖다 붙인다면 자율신경실조로 인한 하나의 증상으로 봐야 한다. 냉증은 피부로 느끼는 한냉감으로 전신성과 국부성이 있는데 90%이상이 국부성이며 냉증이 잘 오는 곳은 허리, 발, 아랫배, 손, 무릎, 둔부 등이고 특히 수족에 잘 오기 때문에 수족냉증이라 부른다.

냉증은 서양사람에는 거의 찾아볼 수 없으나 동양사람 특히 동양여성은 10명중 6~7명이 냉증을 가지고 있다. 특히 현대여성들은 모양을 내기 위하여 의복이 얇아졌고 신체노출부위가 많으며 여름에도 냉방장치를 한 실내에서 근무하고 있어 냉증이 늘어나고 있다.

한편 대하증은 여성의 질내에 세균(트리코모나스균, 진균 등)이 침입하여 황, 백색 등의 병적 분비물이 많이 분비되고 고약한 냄새를 내는 병인데 한방에서는 대맥(帶脈)이라고 하는 경락(經絡)에서 흐르는 분비물이라는 뜻으로 대하증이라고 명명하였다.

대하증은 단순한 생리적 현상일 경우는 분비물이 흐르더라도 무색투명하며 병적일 때는 냄새가 있는 것이 특징이다. 여성의 질(膣)은 자체적으로 자정(自淨)기능을 가지고 있지만 냉증 등 신체기능이 정상이 아닐 때는 세균침입을 방어하지 못하고 병증(세균 번식)을 일으켜서 분비물을 형성하고 냄새가 나는 질염(膣炎)을 일으키게 된다.

| 약 재 | 쑥, 익모초

쑥과 익모초는 둘 다 몸을 덥게 하는 성질이 있어 여성의 냉증에는 아주 좋은 민간약이다.

쑥잎 말린 것 40g, 익모초 말린 것 40g을 함께 물 두 되를 붓고 반으로 줄어들 때까지 달여서 졸인다. 이 물은 매일 식전 세 차례 한 컵씩 마신다. 따끈하게 해서 먹어야 하며, 맛이 쓰기 때문에 먹기가 힘든 사람은 벌꿀을 가미하면 좋다. 물로 달여 먹기가 번거로우면 가루로 장만하여 벌꿀로 개어 환약을 빚어 복용하면 편리하다.

또 익모초와 쑥을 삶아 그 물로 목욕을 자주 해도 냉중에 좋으며 질을 세척하면 대하증을 낫게 한다.

15) 산후병

여자가 아기를 출산하고 나면 지옥에 갔다 온 것만큼이나 혼이 났다고들 한다. 또 순산을 못하고 난산을 했을 때는 그 휴유증이 더 크다. 일반적으로 출산 휴유증을 산후병이라고 하는데 산후부종, 산후하혈이 대표적인 증상이다.

또 산후 아랫배가 계속 아픈 산후복통, 산후요통도 있고 심한 기침이나 변비가 오기도 한다.

┃약 재┃ 쑥, 연근

출산 후 몸이 붓고 여러 날이 지나도 부기가 내리지 않을 때는 쑥과 연근으로 생즙을 내어 매일 아침저녁 찻잔으로 한 잔씩 마시면 붓기가 빠지는 효과를 볼 수 있다.

16) 습진

습진은 급성기에는 가려움증을 동반하는 수포성구진, 부종 등이 나타나고 만성기에는 부종과 수포는 감소되고 태선화, 인설 등이 나타나는 모든 피부병을 가리킨다.

습진은 전체 피부질환의 30%정도를 차지할 정도로 흔하며 접촉성 또는 알레르기성, 아토피성 등으로 크게 분류된다.

| **약 재** | 약쑥, 해바라기씨, 탱자

위 세 가지 약재를 비슷한 비율로 섞어 물 두 되를 붓고 반으로 줄어들 때까지 열탕하여 졸인다. 이 물을 매일 식전에 찻잔으로 한 잔씩 마시면 효과를 볼 수 있다.

17) 무좀

무좀을 의학용어로는 족부색선증이라고 부르며 진균성 피부질환의 하나이다. 주로 성인 남성의 발바닥이나 발가락 사이에 잘 생긴다.

임상 증상은 지간형, 소수포형, 건조인설형의 세 형태가 있다.

지간형은 발가락 사이에 인설, 침연, 균열이 생기면서 몹시 가렵고 악취를 동반한다. 심하면 주위로 병변이 확산된다. 여름철에 발병하는 것이 일반적 경향이나 겨울철에도 더운 환경에 놓이면 악화된다.

특히 발에 땀을 많이 흘리는 사람에서 많이 생긴다.

수포형은 발가락 · 발바닥 · 뒤꿈치에 작은 물집이나 농포(膿疱)가 많이 생기는 것이다. 처음에는 좁쌀만한 작은 수포가 생겨 피부 속에 가려져 있던 것이 점차 부어 올랐다가 터지면 흰테모양을 한 자국을 남긴다. 수포의 내용은 투명하고 엿 빛깔로 보이나, 내용물이 고름으로 바뀌어 누렇게 혼탁해 보이기도 한다. 건조해지면 이 작은 수포는 약간의 적갈색을 띠면서 손으로 만지면 까끌까끌한 감촉이 있고, 가피(痂皮)가 떨어져 나가면서 나은 듯이 보이다가도 재발하기가 쉽다. 치료를 게을리하면 이와 같은 악순환이 되풀이된다.

건조 인설형은 만성으로 진행되고 치료가 어렵다. 발바닥 전면에 미만성의 미세한 인설을 나타내고 둔한 적색을 띠며 가려움증이 있다. 염증소견은 없다. 그러나 무좀은 위 세 가지를 복합적으로 함께 가지고 있는 경우가 많아 고질적 피부병 중의 하나로 꼽힌다.

| 약 제 | 어린 인진쑥 말린 것

쑥차를 마시며, 남은 쑥찌꺼기를 환부에 붙인다. 지속적으로 하면 효과가 있다.

| 약 제 | 약쑥, 솔잎, 왕겨

약쑥을 태워 환부에 그 연기를 쏘인다. 약쑥이 없을 때는 청솔잎을 태워 그 연기에 환부를 갖다 댄다. 이렇게 몇 차례 계속하면 무좀이 없어진다. 또 왕겨를 태워 기름을 내어 환부에 자주 발라주거나 차전초뿌리를 짓찧어 붙여도 좋다.

18) 기미, 주근깨

기미와 주근깨는 이웃사촌이고 대동소이한 것으로 생각하기 쉬우나 근본적으로 다른 피부질환이다.

기미는 생겼다가 없어지기도 하지만 주근깨는 한 번 생기면 없어지지 않는다. 또 발생기전도 서로 다르다.

기미는 연한 갈색이나 암갈색의 다양한 크기의 색소침착반이 태양광선 노출부, 특히 얼굴에 발생하는 과색소 침착성 질환이다. 주로 내분비 기능의 부조화에서 생기며 임신 중의 부인, 내장기에 병이 있거나 정신적으로 고민이 있을 때 잘 생긴다.

주근깨는 모성 우성유전으로 태어날 때부터 있는 경우가 많고 후천적으로도 체내 멜라닌 색소가 이상 침착할 수 있는 여건이 조성되면 생기는데 치료가 쉽지않다.

|약 재| 쑥잎

아침에 일어나 신선한 쑥잎을 짓찧어 생즙을 만들어 한 잔씩 복용하며, 쑥 좌훈요법이나 미용 훈증 요법을 병행한다.

19) 티눈

티눈은 손이나 발에 생기는 일종의 굳은살을 말한다. 무사마귀처럼 단단한 것이 누르면 속의 신경을 자극하여 아프다. 발바닥에 주로 자주 발생하는데 티눈이 생기면 보행에 지장을 받게 된다.

한방에서는 계안창이라고 부른다.

|약 재| 약쑥, 마늘

마늘을 얇게 저며 티눈 위에 놓고 마른 약쑥을 콩알만하게 만들어 그 위에 놓은 후 뜸을 뜬다.

20) 아토피와 가려움증

가려움증의 원인은 다양하다. 그 가려움의 고통은 단순히 모기에 한 군데 물렸을 때의 가려운 정도가 아니며 겪어보지 않은 사람은 그 정도를 알 수 없다. 특히 아토피 환자의 경우, 가려움 때문에 잠을 들지 못하고 보채고 피가 나도록 긁는 것을 보면서 가족들은 마음이 아파도 도와줄 수가 없다. 가려움이 심하여 계속 긁으면 피부가 두꺼워지고 각질이 떨어지고 피가 나며 감염이 생겨 진물이 나기도 한다.

요즘은 환경 오염이 심해져 알레르기 피부질환이나 아토피 환자 등이 늘어나는 추세이지만 마땅히 좋은 처방도 없다. 그 때 쑥을 이용한 방법을 써보길 권한다.

쑥잎을 으깨어 가제수건에 싸서 가려운 곳에 톡톡 두드려주면 출혈이 멈추고 가려움도 가라앉는다. 단, 아토피 환자의 경우, 상태에 따라 적은 자극에도 굉장히 따가워하는 때가 있다. 이 때는 사용하지 않는다.

쑥탕요법도 가려움에 도움을 주는데 뜨거운 물에 오래 있지 않는다. 가볍게 피부를 적셔준다는 느낌으로 적당히 미지근한 물에 몸을 담궈주고 나와야 한다. 이때는 쑥을 미리 뜨거운 물에 우려낸 후 그 뜨거운 쑥물을 미지근한 물에 섞는 방법으로 한다.

또 피부에 닿는 의복이나 침구 등을 청결히 하되 산소계표백제나 섬유린스 등은 절대 사용하지 말고, 필요하면 삶거나 햇빛에 일광소독을 하거나 두드려 털어준다.

21) 축농증

비염으로 오는 경우가 가장 많다. 비염으로 생긴 농을 축농증이라고 하는데 대부분 만성질환이다.

축농증에 걸리면 미열이 있고 두통, 권태감, 식욕부진이 온다. 신경통과 비슷한 증상을 보이기도 하는데 기억력 감퇴가 두드러진다. 처음에는 물 모양의 콧물이 함께 나오면서 냄새가 나므로 미관상으로도 보기에 좋지 않다.

│약 재│ 구기자, 쑥, 복숭아잎

구기자 120g, 쑥잎 마른 것 40g, 복숭아잎 마른 것 40g을 35℃ 이상의 독한 소주 두 병에 넣고 여기에 벌꿀 600g을 가해서 밀봉을 한다. 보관은 빛이 들지 않고 통풍이 잘되는 곳에 두고 한 달 이상 경과 한 후에 매일 식전에 한 잔씩 마시면 효과를 볼 수 있다.

22) 잦은 코피

코는 폐의 관문이며 한의학적으로 봐서는 생식기의 말초적 현상의 상징이기도 하다. 또 코는 위와 장과도 관련이 있어 후각으로 식욕과 소화에 협동하고 보조역할을 한다. 뇌신경과도 밀접한 관계를 가지고 있다.

다치거나 코에 충격을 받지 않았는데도 툭하면 코피가 잘 나는 사람이 있다. 이것은 신체기능에 이상이 있다는 증거이다.

쑥에는 지혈, 진통 작용이 있어서 코피날 때 뿐만 아니라 야외에서 다쳐서 피가 날 때 상비약이 없다면 쑥을 이용해 상처에 붙인다. 한의서에도 "쑥을 쇠붙이에 다친 상처에 붙이면 출혈과 통증을 멎게 하고 새 살이 돋는데 아주 좋다."라고 나와있다. 요즘은 집집마다 상비약이 갖추어져 있지만 예전에는 몸에 상처가 나면 생쑥의 날잎을 으깨서 상처나 타박상에 붙였고, 코피가 나면 생쑥으로 코를 지혈하였다.

│약 재│ 쑥잎

쑥의 생잎을 뭉쳐서 코피가 나는 코를 막아주면 효과를 볼 수 있다.
코피가 자주 날 때에는 쑥차를 연하게 끓여 1주일 정도 마시면 좋아진다.

23) 어린이 변비

변비에 걸리면 대변이 보통보다 굳고 건조하여 변을 보고 싶은데 나오지 않고 다시 대변을 보려면 고통스럽다. 이렇게 되면 숙변이 내장 속에 남아 있어 불쾌감을 주고 여러 가지 생리장애를 일으키게 된다.

특히 어린이가 변비에 걸리면 어른보다 민감하게 작용하므로 오래 가지 않게 치료해 주어야 한다. 이때는 양질의 섬유소를 가진 쑥을 이용하여 변비를 치료해 준다.

|약 재| 약쑥, 익모초

약쑥과 익모초를 깨끗이 손질하여 새벽이슬을 맞혀 생즙을 만들어 조금씩 먹이면 효과를 볼 수 있다.

24) 허리 다친데

|약 재| 쑥, 솔잎

솔잎과 쑥을 함께 시루에 쪄서 뜨거울 때 환부에 대고 찜질을 한다.

25) 더위 먹은데

|약 재| 쑥잎, 익모초

익모초와 쑥을 2대 1로 하여 청즙을 내어 아침이슬을 맞혔다가 식전에 한 컵씩 먹는다.

26) 염좌 (삔데)

| 약 재 | 쑥, 콩, 파뿌리

삔 데는 물에 불린 콩과 쑥잎, 파뿌리를 함께 짓찧어 붙이면 좋다.

27) 감기

겨울철 및 환절기에 가장 흔하게 찾아오는 것이기도 하지만 가장 대수롭게 여기지 않는 것도 감기일 것이다. 감기는 그 자체가 무섭다기보다는 감기로 인해 몸의 저항력이 떨어져 다른 합병증을 유발할 수 있기 때문에 감기에 걸리지 않게 항상 신경을 써야 하는데, 쑥은 이러한 걱정을 해결하여 준다. 쑥에는 비타민C와 비타민A가 풍부하게 함유되어 있어서 저항력을 길러주는 데 효과가 있다. 평소 여러 가지 음식으로 만들어 먹으면 좋다.

2. 쑥의 다양한 복용법

일반인들이 쑥을 사용하기에 가장 쉽고 편리한 방법은 먹는 것이다. 먹는 방법에는 음식이나 음료로 먹는 것 외에도 약용으로 쑥을 복용하는 것이 있다. 복용하는 것은 쑥의 효능을 볼 수 있는 가장 쉬운 방법이다.

쑥을 복용하는 방법으로는 달여서 먹는 것, 환으로 먹는 것, 즙으로 먹는 것 등이 있는데, 몸의 증상과 상태를 기본으로 하여 복용방법을 선택하게 된다.

그런데 쑥의 복용방법보다 더욱 중요한 것이 있다. 그것은 어떤 쑥을 선택하여 먹느냐이다. 한방이나 민간요법에서 쓰이는 쑥에는 여러 가지 종류가 있다. 게다가 쑥의 잎이나 줄기 등과 함께 쑥의 열매도 약재로 쓰인다. 물론 쑥은 기본적으로 몸에 해로운 독성분을 가지고 있지 않으므로 어떤 쑥이나 먹어도 되지만 종류에 따라 각기 성질이 다르고 맛이 다르며 그 약효에도 분명한 차이를 가지고 있다. 또한 종류가 같은 쑥이더라도 채취한 시기와 저장기간의 길고 짧음에 따라서도 많은 효능의 차이를 가지고 있다. 그러므로 그 종류와 쓰임에 맞게 쑥을 선별하여 복용하여야 하는 것이다.

다음에서는 한의와 민간요법에서 복용약으로 사용되는 쑥의 종류와 채취법, 효능과 함께 병증에 따른 처방을 소개하고자 한다.

1) 인진쑥(茵蔯蒿)의 복용법

요즈음 '인진쑥'이라는 말은 웬만하면 다 들어보았을 것이다. 인진쑥이란 한방에서, 사철쑥의 어린잎을 약재로 이르는 말이다. 정식 학명은 인진호(茵陳蒿)이다. 인진쑥은 사철쑥이 기원식물이지만 『동의보감』에서는 더위지기를 대용식물로 삼았고, 북한에서는 생당쑥으로도 불린다. 현재 경동시장이나 약령시장에서 볼 수 있는 인진쑥은 '더위지기'인 경우가 대부분이다.

더위지기가 사철쑥의 대용식물로 사용되기 시작한 것은 고려시대부터이다.

인진쑥이 우리나라에서 건강식품으로 각광을 받기 시작한 것은 1990년대 초반이다. 이때는 인진쑥이라는 용어가 없고 학명만 있어, 강원도지역 사투리인 생당쑥의 공식명칭을 찾던 중 북한의 식물도감을 통해서 인진쑥이란 용어를 찾아 변화시켰다고 한다.

이 인진쑥은 일반인이 쉽게 복용하기에 가장 좋은 쑥이지만, 동의보감에서 불에 가까이 하지 말아야 할 약으로 꼽았다. 따라서 쑥뜸에는 이용하지 않으며 복용할 때 가장 좋은 효능을 나타낸다.

(1) 채취

인진쑥은 표면에 세로 줄무늬가 있고 가지가 많은 등 일반 쑥과는 확연히 구분돼 야산에서도 조금만 주의를 기울이면 채취가 가능하다. 보통 산비탈, 물가의 언덕, 광야에서 자생하며 우리나라 및 중국의 전국 각지에서 찾아볼 수 있다.

인진쑥은 7~8월에 갈색의 둥근 꽃이삭이 가지끝에 달리는데, 꽃이 피기 전에 잎이 붙은 채로 줄기를 베어서 그늘에서 말린다.

인진쑥은 음력 3월에 채취한 것을 최고로 치기도 하는데, 이때가 양기가 가장 강한 시기이고, 또한 부드러운 잎과 줄기가 이 시기를 지나면 뻣뻣해지고 쓴 맛도 더 강해지는 것도 한 가지 이유라고 할 수 있다. 어린 인진쑥은 쑥차 등의 재료로 쓰면 좋다. 하지만 약용으로 사용할 경우에는 인진의 약효는 워낙 탁월하므로 크게 시기를 따지지 않고 가을에서 꽃 피기전까지 다 성장한 것을 채취해 이용한다. 『본초』에도 그 채취시기에 대하여 "음력 5월과 7월에 잎과 줄기를 따서 그늘에 말리되, 불을 가까이 하면 안 된다."고 씌여 있다.

성질은 약간 차고 맛은 쓰고 매우며 독은 없다.

(2) 작용

인진쑥은 급성 및 만성 간염, 위염, 배뇨장애 등에 사용된다.

예로부터 인진쑥은 간질환의 특효약으로 사용되어 왔다. 인진쑥에는 담즙 분비를 촉진시키는 카피라린이라는 성분이 있어 지방간, 황달 등 간기능 개선에 탁월한 효과를 발휘한다. 또한 이담작용, 이뇨작용, 해열작용 등의 효과가 있어서, 『동의보감』에서도 인진쑥은 열이 뭉쳐 생긴 황달로 인해 몸이 노랗게 되고 소변이 잘 통하지 않는 증상을 치료한다고 씌어 있다.

이외 인진쑥은 부인병 예방이나 콜레스테롤을 억제하는 데도 좋다. 특히 여성들의 경우, 생리불순, 수족냉증에 탁월한 효과가 있으며, 하루 80g정도 먹으면 환절기 감기 예방과 치료에 좋다.

최근에는 의학 전문가들을 통해 항균작용과 항암작용으로 뛰어난 효능이 있다는 임상실험 결과가 보도된 바 있어 인진쑥을 찾는 사람들이 많아지고 있다.

(3) 처방

처방은 1일분으로 달여서 복용한다.

🍵 인진호탕(茵蔯蒿湯)

간염, 특히 황달이 있는 사람이 소변의 양이 적고 입이 마르며, 변비가 생기고 머리에 땀이 나며, 명치에 불쾌감이 있고 피부에 가려움증이 있을 때 사용한다.

[재료]

인진호 4.0g   대황 1.0g

산치자 3.0g

🍵 인진오령산(茵蔯五苓散)

목이 마르고 소변의 양이 적고 설사 또는 변이 묽은 사람에게 사용하며, 부종, 간염, 숙취 구토 두드러기 등에 사용한다.

[재료]

택사 6.0g   복령 4.5g

창출 4.5g   인진 4.0g

제령 4.5g   백출 4.5g

계지 3.0g

인진쑥의 역사

인진쑥의 약효를 세상에 처음 알린 것은 중국 후한 때의 의성(醫聖) 화타(華陀)라고 한다. 어느날 황달에 걸린 사람이 화타를 찾아왔는데, 그때까지만 해도 황달 치료약이 없어 화타는 그 사람을 그냥 돌려보낼 수밖에 없었다.

그로부터 반년 뒤 우연히 그 사람을 만나게 된 화타는 깜짝 놀라고 말았다. 이미 죽었어야 할 사람이 건강한 모습을 하고 있었던 것이다. 화타는 어떤 약을 먹었냐고 그 사람에게 물어 보았는데, 그 사람은 "먹을 것이 없어 풀만 뜯어먹고 살았다"는 대답을 하였다. 그래서 화타가 그 풀의 정체를 확인해보니 쑥이었다. 그 후 화타는 황달로 찾아오는 환자들을 쑥으로 치료했으나 별 효과가 없었다.

이상하여 화타는 다시 그 사람을 찾아가 물었지만 그는 같은 대답만 하였다. 그래서 화타가 다시 묻기를 "그럼 언제 쑥을 먹었습니까"라고 물어보니 그 사람은 "음력 3월에 먹었습니다."라고 대답하였다. 그 말을 듣고 화타는 그 다음해 봄에 그 쑥을 캐서 황달 환자에게 먹이니 과연 효과가 좋았다.

결국 화타는 봄이 지난 쑥은 효과가 없다는 사실을 알게 되었고 황달을 치료하는 쑥을 인진(茵陳)이라고 불렀는데, 그 이유는 '황달을 치료하지 못한 이유는 적절한 시기에 쑥을 채취하여 사용하지 않고 오래된 쑥을 사용했기 때문이다.'라는 의미로 원인을 뜻하는 '인(因)'과 '오래된'을 뜻하는 '진(陳)'을 합해 '인진(因陳)'으로 했다가 다시 인(因)자에 풀 초(艹)를 덧붙여 '인진(茵陳)'으로 이름을 지어 사람들에게 정확하게 쑥을 사용해야 된다는 것을 알려준 것이다.

126

2) 애엽(艾葉)

애엽은 약쑥의 잎, 줄기를 포함한 전초(全草)를 말린 것으로, 약쑥, 사재발쑥, 의초, 빙대 등으로 불린다.

(1) 채취

각지의 산과 들에서 널리 자란다. 잎 또는 잎이 붙은 가지를 잘라서 햇볕에 말린다. 『본초』에는 "곳곳에서 자라는데, 길에 있는 것이 좋다. 음력 3월 3일과 5월 5일에 잎을 뜯어 햇볕에 말리는데, 오래 묵은 것이라야 약으로 쓸 수 있다."고 하였다.

맛은 쓰고 성질은 따뜻하며 독이 없다.

(2) 작용

토혈, 혈변, 혈뇨, 치루로 인한 출혈 등 여러 가지 이유로 피가 나는 증세를 치료한다. 찧어 즙을 내어 마신다. 마른 것을 달여서 먹어도 된다. 오랜 여러 가지 병과 여성의 자궁출혈, 산후 출혈 등을 낫게 하며 임신에 도움을 주고 태아를 편안하게 하고 복통을 멎게 한다.

그 성질은 날것은 차고[寒] 묵힌 것은 열(熱)하다고 한다.

애실(艾實, 약쑥의 씨)은 눈을 밝게 하고, 모든 헛것에 들린 것을 낫게 하며, 양기(陽氣)를 세게 하고, 신[水藏]을 도와 허리와 무릎을 튼튼하게 하며, 자궁을 따뜻하게 한다.

• 나쁜 기운으로 명치 밑이 아픈 것을 치료한다. 찧어서 즙을 내어 마신다. 마른 쑥이면 진하게 달여 먹는다.

• 붕루와 대하를 치료하는데, 달여서 먹는다.

치루 때 벌레가 항문을 파먹는 것을 치료한다. 비빈쑥[熟艾] 한 줌과 웅황 조금을 불에 태우면서 대통[竹筒]을 항문에 꽂고 그 연기를 쏘이면 좋다.

• 적백리(赤白痢)와 농혈리(膿血痢)를 주로 치료한다. 식초에 달여서 공복에 먹는다.

• 태루(胎漏)에는 생약쑥즙[生艾汁] 2잔, 아교 · 꿀 각 80g을 함께 넣고 달여 절반이 되면 먹는다. 또는 태동(胎動)이 되어 불안하거나 허리가 아프고 하혈이 계속되는 데는 약쑥 20g을 술에 달여 먹는다. 식초에 달여 먹어도 좋다.

• 애즙(艾汁, 약쑥즙) 회충을 죽인다. 1되를 공복에 마시면 반드시 회충이 나온다.

• 진애엽(陳艾葉, 묵은 약쑥잎) 갑자기 가슴이 아픈 것을 치료한다. 숙애(熟艾)를 진하게 달여 먹으면 곧 낫는다.

(3) 처방

🍵 궁귀교애탕 (芎歸膠艾湯)
주로 하반신의 출혈이나 장출혈, 혈뇨가 계속되고 빈혈, 현기증, 수족이 차고 체력이 쇠약하며 아랫배가 아픈 경우에 사용된다. 월경과다증이나 수족이 화끈거리는 경우에도 사용한다.

[재료]

지황 5.0g   작약 4.0g

애엽 3.0g   감초 3.0g

당귀 4.0g   천궁 3.0g

아교 3.0g

위의 처방을 하루분으로 하여 하루 2~3회에 나누어 식전 또는 식간
에 복용한다.

3) 청호(靑蒿)의 복용법

청호의 기원식물은 일정하지 않다. 일부 지방에서는 제비쑥을 청호
라 하여 사용하고, 일부 지방에서는 개사철쑥을 청호라 하여 사용한다.

● 골증노열을 치료하는 데 제일 좋은 약이다. 물에 달여 먹거나 혹은
환약을 만들어 먹거나 다 좋다.
열로(熱勞)와 골증열(骨蒸熱)을 치료한다.

● 열로 생긴 황달로 명치 밑이 아픈 것을 치료한다. 찧어 즙을 내서 마
신다.

● 벌한테 쏘인 데는 청호를 씹어 붙인다.
청호 달인 물로 씻으면 이가 죽는다.
날것을 비벼서 쇠붙이에 상한 상처에 붙이면 출혈과 통증을 멎게 하

고 새살이 살아나게 하는 데 아주 좋다

● 청호자(靑蒿子, 제비쑥의 씨)
 귀기(鬼氣)와 시주(尸疰)를 치료한다. 찧어 가루내어 4g씩 술로 먹
는다.

● 애실(艾實, 약쑥의 씨)
 여러 가지 악귀와 사기를 없앤다. 씨를 건강과 섞어 가루낸 다음 꿀
에 반죽해서 벽오동씨만하게 환약을 만든다. 한 번에 30알씩 물로 먹으
면 사귀(邪鬼)가 곧 물러간다.

● 숙애(熟艾, 비빈약쑥)
 쇠붙이에 다친 곳에 붙이면 출혈과 통증을 멎게 하고 잘 아물게 한
다. 혹은 달여서 그 물로 씻거나 태우면서 연기를 쏘여도 좋다.

● 누호(蔞蒿, 물쑥)
 맛이 달면서 맵다. 먹으면 향기로운데 말랑하다[脆]. 국을 끓이거나
나물이나 겉절이를 하여 먹으면 좋다.
 못가에서 자라는데, 쑥 비슷하면서 청백색이 난다.

● 백호(白蒿, 다북쑥)
 성질은 평하고 맛은 달며 독이 없다. 오장의 사기와 풍·한·습으로
생긴 비증(痺證)을 치료하고, 차게 하면 명치 밑이 아프면서 적게 먹고
늘 배고파하는 것을 낫게 한다.

백호는 봉호(蓬蒿)이다. 어느 곳에든지 다 있다. 이른 봄에 다른 풀들보다 제일 먼저 돋아 나오고 줄기와 잎에 깔깔한 흰털이 배어나서 마치 가는 쑥 같다. 음력 2월에 뜯는다. 봄부터 가을까지 향기롭고 맛이 좋아 먹을 만하다. 식초에 재워 생으로 절여서 먹으면 몸에 아주 좋다.

● 초호(草蒿, 제비쑥)

허로를 낫게 하고, 식은땀[盜汗]을 멎게 하며, 뼈마디 사이에 머물러 있는 열을 없애고, 눈을 밝게 한다. 중초를 보하고 기를 도와주며, 얼굴색을 좋게 하고 흰 머리칼을 검게 하며, 열황(熱黃)을 낫게 하고, 사기(邪氣)와 귀독(鬼毒)을 없앤다.

곳곳에 있는데, 요즘 청호(靑蒿)라고 하는 것이 이것이다. 봄기운을 가장 일찍 받고 줄기와 잎은 보통 쑥[常蒿]과 같은데 이 쑥의 색은 아주 푸르기 때문에 냄새가 향기롭다. 진하게 푸른 것이 좋다. 동변에 7일 동안 담갔다가 햇볕에 말려 쓴다.

그 밖에도 쑥을 통한 천연염색, 음료수 개발, 건강을 위한 쑥담배, 쑥비누 등 응용 가능하다.

4) 다른 쑥의 복용법

● 사생환(四生丸)

양기(陽氣)가 음을 억눌러서 피가 뜨거워져 허투루 돌아 피를 토하거나 코피가 나오는 것을 치료한다.

[재료]

생하엽·생애엽·생측백잎·생지황잎 각각 같은 양.

위의 약들을 잘 찧어 달걀크기만하게 만든다. 매번 1알씩 물 한 잔에 넣고 달여 먹거나 소금 끓인 물에 풀어서 먹는다.

어떤 처방에는 하엽이 없고 생박하잎[生薄荷葉]이 있다.

● 진애탕(陳艾湯)

심첨[心頭] 부위에서 땀이 나는 것을 심한(心汗)이라고 하는데, 이것을 치료한다. 또한 명치와 겨드랑이에서 식은땀이 나는 것도 낫게 한다.

[재료]

백복령 80g.

위의 약들을 가루내어 한 번에 8g씩 묵은 약쑥[陳艾]을 진하게 달인 물에 타서 먹는다.

● 십회환(十灰丸)

혈붕증과 여러 가지 원인으로 피를 흘리는 것을 치료한다.

[재료]

누런 비단[黃絹](태워 가루낸 것) · 말꼬리[馬尾](태워 가루낸 것) · 연근(태워 가루낸 것) · 애엽(태워 가루낸 것) · 포황(태워 가루낸 것) · 연봉(태워 가루낸 것) · 기름 묻은 난발(태워 가루낸 것) · 종려피(태워 가루낸 것) · 적송껍질[赤松皮](태워 가루낸 것) · 햇솜[新綿](태워 가루낸 것) 각각 같은 양.

위의 약들을 가루내어 식초에 쑨 찹쌀풀에 반죽한 다음 벽오동씨만 하게 환약을 만든다. 한 번에 100알씩 미음으로 먹는다.

● 천령개산(天靈蓋散)

채충(瘵蟲)을 내려보낸다.

[재료]

천령개(단향탕에 씻어서 연유를 발라 구운 것) 두 손가락만큼, 빈랑 5개, 감수 ·
아위 · 사향 · 안식향 각 8g, 주사 4g.

위의 약들을 가루내어 한번에 12g씩 먹는다. 별도로 해백 · 총백 각
14줄기, 청호 2줌, 감초 · 도지(桃枝) · 유지(柳枝) · 매지(梅枝) 각 5치
(모두 동쪽으로 뻗은 것), 상백피 · 석류근피 각 1쪽을 동뇨(童尿) 4되로
탕그릇에 문무화(文武火)로 달여서 1되가 되도록 한 다음 3번에 나누어
먹는데 매번 먹을 때마다 앞의 약가루를 넣어 섞어서 새벽 3~4시에 먹
는다. 약을 먹은 후에 토하려고 하면 백매(白梅)를 머금는다.

새벽 5시쯤 되면 마땅히 노충(勞蟲) 또는 악물(惡物) · 황수(黃水) ·
흑분(黑糞) 같은 것이 대변으로 나온다. 만약 나오지 않으면 한 번 더
먹고, 날 샐 무렵에 또 한 번 먹는데, 만약 설사가 그치지 않으면 용골
과 황련 각각 같은 양을 가루내어 12g씩 냉수로 복용하고 흰죽으로 보
한다.

● 오지산(五枝散)

전시 노채충을 몰아낸다.

[재료]

도지(桃枝) · 이지(李枝) · 매지(梅枝) · 상지(桑枝) · 석류지(石榴枝, 모두 동쪽으로
뻗은 작은 가지로 길이가 3치 되는 것) 각 7개, 청호 작게 1줌, 고련근 7치, 생남청 7
잎, 총백(털뿌리가 달린 채로 씻은 것) 7대.

위의 약들을 썰어서 동변 2되 5홉에 넣고 절반이 되게 달여 찌꺼기를
버린다. 여기에 안식향 · 소합향 · 아위 각 4g씩을 넣고 다시 1잔이 되
게 달여 찌꺼기를 버린 다음 주사 · 웅황 · 뇌환 · 백반(구운 것) · 유황

(이상 약은 모두 가루를 낸 것) 각 2g, 빈랑가루 4g, 사향 1g을 넣고 고루 섞는다. 이것을 2번에 나누어 먹는데, 초순 새벽 3~5시에 공복에 한 번 먹는다. 만일 충이 나오지 않으면 이른 아침에 다시 먹는다. 그러면 충 같은 것과 궂은 덩어리를 토하기도 하고 설사하기도 한다. 만일 큰 충이 나오면 빨리 집게로 집어서 센 불에 태운 다음 사기병에 넣어 깊은 산 속에 파묻어야 한다. 그리고 그 환자의 옷과 침대 · 이불 따위를 모두 불에 태워 땅 속에 파묻어야 한다.

● 호박조경환(琥珀調經丸)

자궁이 냉(冷)해서 임신을 못하는 것을 치료하며, 월경이 바르게 되도록 한다.

[재료]

향부자 600g, 동뇨(童尿), 식초, 애엽160g, 천궁, 당귀, 백작약, 숙지황, 생건지황, 몰약 각 80g, 호박 40g, 쑥

향부자를 2몫으로 나누어 1몫은 동뇨[童尿]에, 1몫은 식초에 각각 9일 동안씩 담가 두었다가 깨끗한 애엽과 섞어서 식초 5사발과 사기그릇에 담아 물이 마르도록 달인다. 여기에 천궁 · 당귀 · 백작약 · 숙지황 · 생건지황 · 몰약, 호박을 넣어서 가루낸 다음 식초에 쑨 풀로 반죽하여 벽오동씨만하게 환약을 만든다.

한번에 100알씩 공복에 쑥과 식초를 넣고 달인 물로 먹는다.

● 청경사물탕(淸經四物湯)

월경이 때가 되지 않았는데 나오는 것을 치료하는데, 이는 혈이 허한 데다 열이 있기 때문이다.

[재료]

당귀 6g, 생건지황 · 황금(條芩) · 향부자 각 4g, 백작약 · 황련(생강즙에 축여 볶은 것) 각 3.2g, 천궁 · 아교주 · 황백 · 지모 각 2g, 애엽 · 감초 각 1.2g.

위의 약들을 썰어서 1첩으로 하여 달여 먹는다.

● 묵부환(墨附丸)

부인이 월경이 고르지 못해서 오랫동안 임신하지 못하는 것을 치료한다.

[재료]

향부자(4몫으로 나누어 법제한다), 애엽(깨끗한 것으로 볶아서 식초 1사발에 넣고 마르도록 달인다. 다음 돌절구에 찧어서 떡처럼 만들어 새 기왓장 위에 놓아 불에 말린다), 백복령 · 당귀 · 인삼 · 천궁 · 숙지황 · 먹(京墨, 불에 벌겋게 달구었다가 식초에 담갔다 낸 것) 각 40g, 목향 20g.

위의 약들을 가루내어 식초에 쑨 풀[醋糊]에 반죽해서 벽오동씨만하게 환약을 만든다. 한번에 70~80알씩 데운 술로 먹는다.

● 삼신환(三神丸)

처녀가 월경이 고르지 못하고 배가 아픈 것을 치료한다.

[재료]

굴홍 80g, 현호색(식초에 법제한 것) · 당귀(술에 축여 볶은 것) 각 40g.

위의 약들을 가루내어 술에 쑨 풀로 반죽하여 벽오동씨만하게 환약을 만든다. 한번에 100알씩 약쑥과 식초를 넣고 끓인 물로 먹는다.

● 복룡간산(伏龍肝散)

충맥과 임맥이 허하여 붕루(崩漏)가 멎지 않고 배꼽 주위가 차면서
아픈 것을 치료한다.

[재료]

천궁·애엽 각 6g, 복룡간 4g, 적석지·맥문동 각 2.8g, 당귀·건강·숙지
황·육계·감초 각 2g.

위의 약들을 썰어서 1첩으로 하여 대추 2개와 함께 물에 달여 먹거나
가루내어 한번에 8g씩 미음에 타서 먹는다.

● 정향교애탕(丁香膠艾湯)

붕루가 멎지 않으면서 간혹 초가지붕에서 새는 물[茅屋漏水] 같은
것이 나오거나, 백대하가 흐르며 배꼽 아래가 얼음같이 찬 것을 치료
한다.

[재료]

당귀 6g, 애엽(날것) 4.8g, 아교주 2.8g, 천궁·정향 각 2g, 숙지황·백작약 각
1.6g.

위의 약들을 썰어서 1첩으로 하여 물에 달여 먹는다.

● 기효사물탕(奇效四物湯)

혈붕을 치료하는 데 신통한 효과가 있다.

[재료]

사물탕에 아교주·애엽·황금 모두 합해서 28g을 넣는다.

위의 약들을 1첩으로 하여 생강 5쪽과 함께 물에 달여 먹는다.

● 백렴원(白斂元)

충맥(衝脈)과 임맥(任脈)이 허하고 차서 백대하가 있는 것을 치료한다.

[재료]

녹용(솜털이 없게 구워서 식초에 찐 다음 약한 불에 말린 것) 80g, 백렴·금모구척
(金毛狗脊) 각 40g.

위의 약들을 가루낸다. 다음 약쑥 달인 물과 식초를 섞은 데 찹쌀을
넣고 풀을 쑨다. 여기에 약가루를 반죽해서 벽오동씨만하게 환약을 만
든다. 한번에 50~70알씩 공복에 데운 술로 먹는다.

또한, 모려(牡蠣) 붕루와 적백대하를 치료하는데 가루내어 식초에 반
죽하여 환약을 만들어 먹는다. 이것을 다시 불에 구워 보드랍게 가루낸
다음 식초에 달여 만든 약쑥고약에 반죽하여 환약을 만든다. 한번에 50
알씩 식초와 약쑥 달인 물로 먹는다.

● 삼광고(三光膏)

흙을 다루다가 흙이 눈에 들어가 눈이 상한 것을 치료한다.

[재료]

주사·웅황·붕사 각각 같은 양.

위의 약들을 보드랍게 가루내어 젖에 갠 다음 사발 안에 발라 약쑥잎
을 태운 것 위에 엎어 놓고 연기를 쏘이는데 누렇게 되도록 쏘여서 사
발 채로 두었다가 쓴다. 쓸 때에는 참기름을 약간 넣고 잘 개서 눈귀에
넣는다.

● 명경고(明鏡膏)

눈이 잘 보이지 않고 꽃무늬 같은 것이 나타나는 것, 군살[努肉]이 나오는 것, 운예(雲翳)로 붓고 아픈 것을 치료하는데, 신통한 효과가 있다.

[재료]

황단(수비한 것) 40g, 연분[官粉] · 유향 · 노사 각 2g, 붕사 · 동록 각 1.2g, 몰약 0.8g.

위의 약들을 가루내어 졸인 꿀에 물을 조금 타서 개어 약쑥잎을 태우는 연기에 쏘인 다음, 여기에 참기름을 약간 넣고 다시 잘 개서 눈에 넣는다. 이것은 아주 잘 듣는 처방이다.

● 봉와산(蜂窩散)

풍(風)으로나 벌레가 먹어 이가 참을 수 없이 아픈 것을 치료한다.

[재료]

노봉방 · 백질려 · 천초 · 애엽 · 파뿌리 · 형개 · 세신 · 백지 각 4g.

위의 약들을 썰어서 물에 식초와 같이 넣고 달여서 양치하다가 식으면 뱉어 버린다.

● 신령단(神靈丹)

급한 심통[急心痛]을 치료하는 데 쓰면 곧 효과가 있다.

[재료]

오령지 · 포황(볶은 것) 각 40g, 양강 20g(반묘 20개와 같이 눌도록 볶아서 반묘는 버린다), 방기 20g.

위의 약들을 보드랍게 가루내어 식초를 넣고 쑨 풀로 반죽한 다음 조협만하게 환약을 만든다. 한번에 1알씩 쑥과 식초를 두고 달인 물로 먹는다. 혹은 가루내어 한번에 8g씩 술로 먹어도 좋다.

● 위피환(?皮丸)
치루를 치료한다.

[재 료]
괴화 · 약쑥(누렇게 볶은 것) · 지각 · 지유 · 당귀 · 천궁 · 황기 · 백작약 · 백반(구운 것) · 관중 각 20g, 위피(태운 것) 40g, 난발회 12g, 돼지발굽[猪蹄甲](눌도록 구운 것) 10개, 조각(식초를 발라 구운 것) 1꼬투리.
위의 약들을 가루낸 다음 꿀에 반죽해서 벽오동씨만하게 환약을 만든다. 한번에 50~70알씩 미음으로 공복에 먹는다.

누치를 충치(蟲痔)라고도 하는데, 그것은 오래되면 벌레가 생겨 항문을 파먹으므로 가렵고 참을 수 없이 아프기 때문이다. 또한 항문에서 피가 실같이 쏟아져 나오는 것도 충치이다. 충치 때에는 연기를 쏘이는 것이 좋다. 「천금방」에는 "위피와 약쑥을 태우면서 연기를 쏘이는 것이 좋다."고 하였다.

탈항에는 배꼽에 환자의 나이 수만큼 뜸을 뜨고, 또 횡골혈에 100장을 뜨며, 꽁무니뼈 끝에 7장을 뜬다.

치루(痔漏) 때에는 부자가루를 물에 개어 돈닢 만하게 빚어서 치루위에 놓고 쑥으로 뜸을 뜨는데, 약간 뜨거울 때까지 뜬다. 마르면 새것으로 바꾸어 놓고 다시 뜸을 뜬다. 그리고 다음날에 또 뜸을 뜨는데, 살이 평평해지면 낫는다.

어떤 사람이 길을 가다가 치질이 생겨 오이같이 생긴 것이 항문 끝에 나오면서 불덩어리같이 달아올랐다. 그리하여 넘어져서 일어나지도 못하였다. 그러다가 어떤 사람이 시키는 대로 먼저 괴지(槐枝)를 진하게 달인 물로 상처를 씻은 다음 쑥으로 뜸 15장을 떴는데, 갑자기 뜨거운 기운이 뱃속으로 들어가는 감이 나면서 새빨간 피가 쏟아져 나왔다. 그 다음 잠깐 동안 아프다가 병이 사라지듯 나았다.

● 소풍순기탕(疏風順氣湯)

원기(元氣)가 허약한데 주색(酒色)이 지나치고 또 외감(外感)이 겹쳐서 중풍이 되어 한쪽 몸 또는 온몸을 거동하지 못하는 것을 치료한다.

[재료]

인삼 · 방풍 · 마황 · 강활 · 승마 · 길경 · 석고 · 황금 · 형개수 · 천마 · 천남성 · 박하 · 갈근 · 백작약 · 행인 · 당귀 · 천궁 · 백출 · 세신 · 조각 각 2g.

위의 약들을 썰어서 1첩에 생강 5쪽을 넣고 물에 달인 다음, 여기에 죽력 반잔을 넣어서 먹고 겉으로는 풍을 치료하는 혈에 뜸을 뜨고 약간 땀을 내면 낫는다.

● 삼황숙애탕(三黃熟艾湯)

상한 때 몹시 설사를 시켰는데도 열리(熱利)가 멎지 않는 것을 치료한다.

[재료]

황금 · 황련 · 황백 · 숙애(熟艾) 각 6g.

위의 약들을 썰어서 1첩으로 하여 물에 달여 먹는다.

소음병 때 열리(熱利)가 멎지 않는 데는 삼황숙애탕과 해백탕을 주로 쓴다.

● 반음단(返陰丹)

음독(陰毒)으로 복맥(伏脈)이 나타나는 것과 양기(陽氣)가 없어져서 맥이 잘 나타나지 않고 손발이 싸늘하며[厥冷] 정신을 차리지 못하는 것을 치료한다.

[재료]

유황 200g, 초석 · 현정석 각 80g, 건강 · 부자 · 계심 각 20g.

위의 약들을 가루내어 쓰는데, 쇠그릇에 먼저 현정석 절반량을 펴고 그 위에 초석 절반량을 편 다음 그 위에 유황가루를 편다. 그 위에 또 나머지 현정석가루(玄精石餘末)와 초석가루를 순서대로 펴고 작은 잔을 덮는다. 다음 이것을 숯 1,800g을 피우면서 연기가 나지 않을 때까지 굽는다. 그 다음 빨리 꺼내어 질그릇으로 덮어서 땅에 놓아 식힌다. 다음 여기에 나머지 약가루를 넣고 풀에 반죽하여 벽오동씨만하게 환약을 만든다. 한번에 30알씩 약쑥 달인 물로 먹는데, 땀이 날 때까지 먹는다.

● 도씨익원탕(陶氏益元湯)

상한대양증(傷寒戴陽證)을 치료한다.

[재료]

감초(구운 것) 8g, 부자(싸서 구운 것) · 건강(싸서 구운 것) · 인삼 각 4g, 오미자 20알, 맥문동 · 황련 · 지모 각 2.8g, 숙애(熟艾) 1.2g.

위의 약들을 썰어서 1첩으로 하여 생강 5쪽, 대추 2개, 총백 3대를 넣

고 물에 달인다. 익으면 동뇨 3순가락을 넣고, 찌꺼기를 버린 다음 식혀
서 먹는다.

● 치혹도인탕(治惑桃仁湯)
　위와 같은 증상을 치료한다.

　[재료]
　도인 · 괴실(槐子, 부스러뜨린다) · 애엽 각 8g.
　위의 약들을 썰어서 1첩으로 하여 생강 3쪽, 대추 2개를 넣고 물에 달
여 공복에 먹는다.

● 웅황예산(雄黃銳散)
　항문에 생긴 호혹창(狐惑瘡)을 치료한다.

　[재료]
　웅황 · 청상자 · 고삼 · 황련 각 8g, 도인 4g.
　위의 약들을 가루내어 생약쑥즙[生艾汁]으로 반죽한 다음 대추씨만
한 것을 솜에 싸서 항문에 밀어 넣는다.

● 유황(硫黃)
　상한음증에 몸이 차고 맥이 미(微)하며 손발이 싸늘하면서 날치는
[躁] 것을 치료한다. 유황 20g을 가루내어 약쑥 달인 물에 타서 먹고, 즉
시 편안히 누워 땀을 내면 낫는다.
　냉기(冷氣)가 심하여 입술이 푸르고 팔다리가 싸늘하며 맥이 나타나지
않고 음낭이 줄어들면 빨리 오수유찜질법(처방은 적취문에 나온다) · 파

찜질법을 하고 나서, 제중·기해·관원혈에 각각 30~50장의 뜸을 뜬다. 이렇게 해도 맥이 뛰지 않고 손발이 더워지지 않으면 죽는다.

중병으로 허탈된 것은 본래 음이 허한 것인데 단전혈에 뜸뜨는 것은 양을 보하려고 하는 것이다. 양이 생기면 음도 불어나기 때문이다.

● 인진호탕(茵蔯蒿湯)
태음병으로 황달(黃疸)이 온 것을 치료한다.

[재 료]
인진호 40g, 대황 20g, 치자 8g.

위의 약들을 썰어서 먼저 인진을 물 3잔에 넣고 절반이 되게 달인다. 다음 여기에 2가지 약을 넣고 다시 절반이 되게 달인다. 다음 찌꺼기를 버리고 하루 2번 온복한다. 그러면 소변이 잘 나오는데, 그 색은 정상보다 벌겋다. 그리고 배가 점차 꺼지면서 황달이 오줌으로 빠진다.

태음경은 폐(肺)의 표(標)가 된다. 그러므로 목이 마르고 몸과 눈이 누렇게 된다. 비(脾)는 본(本)이 된다.

그러므로 배가 그득하고 아프다. 이런 데는 대시호탕(처방은 뒤에 나온다)이 좋다. 몸이 누렇게 된 데는 인진호탕을 쓰고, 저절로 설사가 나고 갈증이 나지 않는 것은 오장병에 속하는데 이런 데는 이중탕이나 이중환이 좋다.

● 보진탕(保眞湯)
허로로 골증조열(骨蒸潮熱)과 식은땀이 나는 것을 치료한다.

[재료]

당귀 · 생건지황 · 백출 · 인삼 · 황기(꿀로 축여 볶은 것) 각 4g, 적작약 · 감초(구운 것) 각 3.4g, 천문동 · 맥문동 · 진피 · 백작약 · 지모(볶은 것) · 황백(볶은 것) · 오미자 · 시호 · 지골피 · 숙지황 각 1.4g, 연심(蓮心) · 적복령 · 백복령 각 2.4g.

위의 약들을 썰어서 1첩으로 하여 생강 3쪽, 대추 2개를 넣고 물에 달여 먹는다.

조열이 나는 데는 활석 · 석고 · 청호 · 별갑을 더 넣는다.

기혈(氣血)이 몹시 허하여 열이 나며 허로가 되었으면 보천환에 골증의 좌약인 지모 · 황백 · 지골피 · 맥문동 · 진교 · 청호 · 별갑 · 석고 · 죽엽 · 오매 같은 것들을 더 넣어 쓴다.

● 옹저 때 탕약물로 씻는 방법[癰疽湯洗法]

건애탕(乾艾湯) 옹저(癰疽) 때 헌데 구멍이 오랫동안 아물지 않고 살이 허옇게 되며 피고름이 약간 생기는 것은 기혈이 헌데가 생긴 곳으로 잘 돌지 못하고 차져서 뭉치기 때문이다.

묵은 약쑥잎을 진하게 달여서 따뜻하게 하여 매일 씻은 다음 즉시 백교향을 태우면서 연기를 쏘인다. 그 다음 신이고(처방은 잡방에 나온다)를 붙인다.

• 조근환

양매창이 완선(頑癬)으로 된 것을 치료한다.

[재료]

당귀 80g, 황기 60g, 인삼 · 묵은 약쑥[陳艾] 각 40g, 마황 20g,

• 조각수근피 160g.

위의 약들을 가루내어 꿀에 반죽한 다음 벽오동씨만하게 환약을 만든다. 한 번에 50알씩 토복령을 달인 물로 먹는다.

• 아장성, 아장풍(부스럼) 때에는 천오 · 초오 · 하수오 · 천화분 · 적작약 · 방풍 · 형개 · 창출 · 육종용[地丁] 각 40g, 애엽 160g을 넣고 달인 물로 김을 쏘이면서 씻으면 곧 낫는다.

• 누창에 연기를 쏘이는 처방[熏漏瘡方]

애엽 · 오배자 · 백교향 · 고련근 각각 같은 양.

위의 약들을 썰어서 긴 통 안에 넣고 향을 피우는 방법과 같이 피우면서 그 위에 앉아서 연기를 쏘인다.

• 세감탕(洗疳湯)

하감창을 치료한다.

고련자 · 황련 · 와송 · 천초 · 파뿌리 · 애엽 각각 같은 양.

위의 약들을 달인 물에 쪽물 들인 천을 적셔서 씻으면 곧 효과가 난다.

여러 가지 악창 때에는 애엽 · 작설차[細茶] · 총백 · 도지(桃枝) · 유지(柳枝) · 천초를 진하게 달인 물에 소금을 넣은 것으로 자주 씻는다.

● 약쑥 중독[艾毒]

약쑥잎을 오랫동안 먹어도 역시 중독이 되는데, 중독되면 열기가 위로 치밀어 오르기 때문에 미쳐서 날뛴다[狂躁]. 눈까지 침범하여 헐고 피가 나오는 데는 감두탕(甘豆湯)을 달여서 식혀 먹는다. 쪽잎즙이나 녹두즙도 마신다.

● 백자부귀환(百子附歸丸)
  오랫동안 먹으면 임신이 된다. 그리고 월경이 고르지 못한 것을 치료한다.

  [재료]
  향부자(4가지 방법으로 법제하여 가루낸 것. 법제하는 방법은 포문에 나온다) 460g, 천궁 · 백작약 · 당귀 · 숙지황 · 아교주 · 묵은 약쑥 각 80g.
  위의 약들을 가루내어 석류 1개(껍질째로 찧는다)를 달인 물로 쑨 풀로 반죽한 다음 벽오동씨만하게 환약을 만든다. 한 번에 100알씩 식초를 두고 끓인 물로 공복에 먹는다.
  일명 백자건중환(百子建中丸)이라고도 하는데 여기에는 석류 한 가지가 없다. 환약을 만들 때 처음부터 마지막까지 쇠그릇을 쓰지 말아야 한다.

● 호박조경환(琥珀調經丸)
  자궁이 냉(冷)하여 임신하지 못하는 데 먹으면 월경이 고르게 된다.

  [재료]
  향부미 600g, 숙애 160g, 식초, 천궁, 당귀, 백작약, 숙지황, 생지황, 몰약 각 80g, 호박 40g
  향부미(香附米)를 (2몫으로 나누어 동변과 쌀식초[米醋]에 각각 9일 동안 담가 두었다가 꺼낸다. 깨끗한 숙애(熟艾)와 고루 섞어서 다시 식초 5사발을

둔 사기그릇에 넣고 다 마를 때까지 졸인 다음, 천궁 · 당귀 · 백작약 · 숙지
황 · 생지황 · 몰약, 호박을 넣는다).

위의 약을 가루내어 식초를 두고 쑨 풀[醋糊]로 반죽한 다음 벽오동
씨만하게 환약을 만든다. 한 번에 100알씩 약쑥과 식초를 두고 달인 물
로 공복에 먹는다.

● 조경종옥탕(調經種玉湯)

부인이 7정(七情:사람의 일곱 가지 감정 희 · 로 · 애 · 락 · 애 · 오 · 욕)
에 상해서 월경이 고르지 못하여 임신이 되지 않는 것을 치료한다.

[재료]

숙지황 · 향부자(볶은 것) 각 24g, 당귀(술로 씻은 것) · 오수유 · 천궁 각 16g, 백
작약 · 백복령 · 진피 · 현호색 · 목단피 · 건강(볶은 것) 각 12g, 육계 · 숙애(熟
艾) 각 8g.

위의 약들을 썰어서 4첩으로 나누어 매 1첩에 생강 3쪽을 넣어 물에
달여 공복에 먹되 월경이 끝나기를 기다렸다가 하루에 1첩씩 먹는다.
다 먹은 뒤에 성생활을 하면 반드시 임신이 된다. 이 약은 백발백중(百
發百中)한다.

「회춘」에는 건강 · 육계 · 숙애 등 3가지 약모를 제외한 제조방법이
나와있다.

● 신선부익단(神仙附益丹)

[재료]

향부미(香附米, 속까지 배도록 동변에 담갔다가 물로 씻어서 하룻밤 이슬을 맞힌 다

음 다시 담갔다가 이슬을 맞혀 말리기를 3번 반복한 다음, 속까지 배도록 식초에 하룻밤 담갔다가 햇볕에 말려 가루낸다) 600g, 익모초(강물에 깨끗이 씻어서 불에 말려 가루낸다) 460g.

따로 향부자 160g과 애엽 40g을 달인 즙 3에 식초 7의 비율로 탄 데다 앞의 향부자가루와 익모초가루를 넣고 반죽한 다음 벽오동씨만하게 환약을 만든다. 한 번에 70~90알씩 연한 식초 달인 물(淡醋湯)로 공복과 잠잘 무렵에 먹는다. 부인의 온갖 병을 치료할 뿐 아니라 아이를 낳아서 기르는 데도 좋은 효과가 있다.

● 태루와 태동[胎漏胎動]

[재료]

아교주, 백출, 황금[條芩], 축사, 향부자(거멓게 볶은 것), 애엽, 찹쌀

태루(胎漏)는 임신 중에 아래로 피가 조금씩 나오는 것이다. 기가 허하고 열이 있는 데 속한다. 이때는 사물탕(처방은 혈문에 나온다)에 아교주 · 백출 · 황금[條芩] · 축사 · 향부자(거멓게 볶은 것) · 애엽(조금) · 찹쌀 등을 더 넣고 달여 먹는다.

성생활을 하고 나서 하혈하는 것이 바로 태루이다. 이때에는 팔물탕(처방은 허로문에 나온다)에 아교와 애엽을 더 넣어 쓴다.

● 소교애탕(小膠艾湯)

태동으로 하혈하는 것을 치료한다.

[재료]

아교주 8g, 애엽 16g

아교주 8g, 애엽 16g을 썰어서 1첩으로 하여 물에 달여 먹는다.

● 교애탕(膠艾湯)
태루를 치료하며, 안태시키는 데 아주 좋다.

[재료]
숙지황 · 애엽 · 당귀 · 천궁 · 아교주 · 감초(구운 것) · 황기 각 4g.
위의 약들을 썰어서 1첩으로 하여 물에 달여 하루에 2번씩 먹는다.
「국방」에는 황기가 대신 백작약이 있는 처방법이 나와있다.

● 교애궁귀탕(膠艾芎歸湯)
임신 8~9달에 태동으로 하혈하는 것과 유산한 뒤에 계속 하혈하는
것을 치료한다.

[재료]
아교주, 애엽, 천궁, 당귀 각 8g, 감초(구운 것) 4g
아교주 · 애엽 · 천궁 · 당귀 · 감초(구운 것)을 썰어서 1첩으로 하여
물에 달여 먹는다.

● 교애사물탕(膠艾四物湯)
태루가 있으면서 배가 아픈 것을 치료한다.

[재료]
숙지황 · 당귀 · 천궁 · 백작약 · 아교주 · 황금[條芩] · 백출 · 축사 · 애엽 · 향
부자(볶은 것) 각 4g.
위의 약들을 썰어서 1첩으로 하여 찹쌀 한 자밤을 넣고 물에 달여 공

복에 먹는다.

● 당귀기생탕(當歸寄生湯)

태루로 하혈하는 것을 치료한다.

[재료]

인삼 · 상기생 · 숙지황 · 속단 각 6g, 당귀 · 천궁 · 백출 · 애엽 각 3g.
위의 약들을 썰어서 1첩으로 하여 물에 달여 먹는다.

● 천금보태환(千金保胎丸)

대개 부인들이 임신 후 3달이 지나서 유산되는 것은 기혈이 부족한
탓도 있으나 중충맥(中衝脈)이 상한 데 중요한 원인이 있다. 중충은 즉
양명위맥(陽明胃脈)으로서 태아를 기르는 것이다. 이 시기에 이르면 임
신부가 반드시 음식을 알맞게 먹어야 하고 성생활을 하지 말고 고민하
거나 성내지 말아야 한다. 이 약을 먹으면 유산될 염려가 없다.

[재료]

두충(생강즙으로 축여 볶은 것) · 백출(흙과 함께 볶은 것) 각 80g, 당귀(술로 씻은
것) · 숙지황(생강즙으로 축여 볶은 것) · 아교(합분과 같이 구슬처럼 되게 볶은
것) · 황금(條芩, 볶은 것) · 익모초 · 속단(술로 씻은 것) · 향부미(香附米, 술 · 식
초 · 소금물 · 동변에 각각 1몫씩 3일 동안 담갔다가 약한 불에 말린 것) 각 40g, 천
궁 · 애엽(식초에 넣고 삶은 것) · 진피 각 20g, 축사 10g.
위의 약들을 가루내어 대추살로 반죽한 다음 벽오동씨만하게 환약
을 만든다. 한 번에 100알씩 미음으로 공복에 먹는다.

● 산후에 혈붕

[재료]

사물탕, 포황, 생지황즙, 아교, 대계, 묵은 약쑥, 백지

산후에 혈붕이 계속 나오는 데는 사물탕(처방은 혈문에 나온다)에 포
황·생지황즙·아교·대계(大薊, 엉겅퀴)·묵은 약쑥[陳艾]·백지 등
을 더 넣어 달여 먹는다.

● 보기양혈탕(補氣養血湯)

유산 후에 계속 하혈하는 것을 치료한다.

[재료]

인삼·황기·당귀·백출·백작약(술로 축여 볶은 것)·애엽·아교·천궁·청
피·향부자(볶은 것)·축사(간 것)·감초(구운 것) 각 4g.

위의 약들을 썰어서 1첩으로 하여 물에 달여 먹는다.

┌─ 해산할 임박에 미리 갖추고 있어야 할 약품[臨産預備藥物] ─┐

궁귀탕·사물탕·최생단·향계산·자소음·화예석산·실소산·
탈명산·삼퇴산·익모환·반혼단·여신산·양혈지황탕·흑룡단·
벽력단·최생여성산·서각지황탕·여성고·생파·생강·비마자·
해마·석연자·돼지기름·참기름·익모초·꿀·아교·달걀·청
주·쌀초[米醋]·죽력·홍화·형개·포황·묵은 약쑥[陳艾]·생지
황·활석·사향·주사·조협·날다람쥐가죽[鼺鼠皮] 등을 갖추고
있어야 한다.

● 씻는 약[洗藥方]

　여러 가지 악창(고치기 힘든 부스럼)을 치료한다.

　[재료]

　황백, 인진, 형개, 총백, 곽향 등

　황백 · 인진 · 형개 · 총백 · 곽향 등을 달여서 그 물로 씻으면 좋다.

● 여러 가지 악창

　[재료]

　애엽, 작설차[細茶], 총백, 도지(桃枝), 유지(柳枝), 천초

　애엽 · 작설차[細茶] · 총백 · 도지(桃枝) · 유지(柳枝) · 천초를 진하게
달인 물에 소금을 넣은 것으로 자주 씻는다.

● 통령산(通靈散)

　더위를 먹어서[傷暑] 자주 갈증이 나고 설사를 하며 오줌이 잘 나가
지 않는 것을 치료한다.

　[재료]

　사령산(四靈散), 목통, 차전자, 인진, 구맥 각 4g

　즉 사령산(四靈散)에 목통 · 차전자 · 인진 · 구맥 각 4g씩 더 넣은 것
이다.

　위의 약들을 썰어서 등심 · 맥문동 각 20개를 넣고 물에 달여 먹는다.

● 황달의 치료법[黃疸]

　인진오령산 · 인진삼물탕 · 도씨인진탕 · 가감위령탕 · 인진산이

좋다.

• 인진오령산(茵蔯五靈散)
습열로 생긴 황달을 치료한다.

[재료]

인진 40g, 오령산 20g.

위의 약들을 가루내어 한번에 8g씩 미음에 타서 먹는다.

혹은 썰어서 40g을 물에 달여 먹어도 좋다.

• 인진삼물탕(茵蔯三物湯)
황달 때 소변이 잘 나오지 않는 것을 치료한다.

[재료]

인진 12g, 치자 · 황련 각 8g.

위의 약들을 썰어서 1첩으로 하여 물에 달여 먹는다.

• 도씨인진탕(陶氏茵蔯湯)
황달 때 열이 성하여 대변이 잘 나오지 않는 것을 치료한다.

[재료]

인진 8g, 대황 · 치자인 · 후박 · 지실 · 황금 · 감초 각 4g.

위의 약들을 썰어서 1첩으로 하여 생강 2쪽, 등심 2g과 함께 물에 달여 먹는다. 소변이 잘 나오지 않는 데는 오령산을 합방하여 먹는다.

• 인진산(茵蔯散)

습열로 생긴 황달을 치료한다.

[재료]

인진 · 치자 · 적복령 · 저령 · 택사 · 창출 · 지실 · 황련 · 후박 · 활석 각 4g.

위의 약들을 썰어서 1첩으로 하여 등심 2g과 함께 물에 달여 먹는다.

• 인진치자탕(茵蔯梔子湯)

곡달을 치료한다.

[재료]

인진 12g, 대황 8g, 치자 · 지실 각 4g.

위의 약들을 썰어서 1첩으로 하여 물에 달여 먹는다.

• 인진탕(茵蔯湯)

곡달을 치료한다.

[재료]

인진 12g, 대황 · 치자 각 4g

인진 12g, 대황 · 치자 각 4g을 썰어서 1첩으로 하여 물에 달여 먹는다.

• 인진복령탕(茵蔯茯靈湯)

음황으로 소변이 잘 나오지 않고 번조하면서 갈증이 나는 것을 치료한다.

[재 료]

인진(12g=1첩), 백복령 · 저령 · 활석 · 당귀 · 육계 각 4g

인진에 백복령 · 저령 · 활석 · 당귀 · 육계[官桂]를 넣어서 물에 달여
먹는다.

• 인진귤피탕(茵蔯橘皮湯)

  음황으로 번조하고 숨이 차며 구역은 나지만 갈증은 없을 때 치료
한다.

• 인진일물탕(茵蔯一物湯)

  [재 료]

진피 · 백출 · 생강 · 반하 · 백복령 각 4g

약재에 진피 · 백출 · 생강 · 반하 · 백복령 각 4g을 넣어 쓴다.

• 인진환(茵蔯丸)

  돌림온역과 장학 · 황달 · 온열병을 치료한다. 이것이 바로 황달문에
있는 장달환(疸丸)이다. 한 번에 5알씩 따뜻한 물로 먹는다.

• 인진호탕(茵蔯蒿湯)

  태음병으로 황달(黃疸)이 온 것을 치료한다.

  [재 료]

인진호 40g, 대황 20g, 치자 8g.

위의 약들을 썰어서 먼저 인진을 물 3잔에 넣고 절반이 되게 달인다.

다음 여기에 2가지 약을 넣고 다시 절반이 되게 달인다. 다음 찌꺼기를
버리고 하루 2번 온복한다. 그러면 소변이 잘 나오는데, 그 색은 보통때
보다 벌겋다. 그리고 배가 점차 꺼지면서 황달이 오줌으로 빠진다.

● 인진부자탕(茵蔯附子湯)

[재료]
인진일물탕 약재, 부자 · 감초 각 4g
음황으로 온몸이 찬 것을 치료한다.
인진일물탕 약재에 부자(싸서 구운 것) · 감초(구운 것) 각 4g을 넣어
쓴다.

● 인진사역탕(茵蔯四逆湯)
음황으로 몸이 싸늘해지고 저절로 땀이 나는 것을 치료한다.

[재료]
인진일물탕 약재, 건강 · 감초 각 4g
인진일물탕 약재에 부자(싸서 구운 것) · 건강(싸서 구운 것) · 감초(구
운 것) 각 4g을 넣어 쓴다.

● 인진강부탕(茵蔯薑附湯)
음황으로 식은 땀이 멎지 않고 나오는 것을 치료한다.

[재료]
인진일물탕 약재 · 건강 각 4g
인진일물탕 약재에 부자(싸서 구운 것) · 건강(싸서 구운 것) 각 4g을

넣어 쓴다.

● 인진오수유탕(茵蔯吳茱萸湯)

음황에 건강 · 부자 등 여러 가지 약을 이미 썼으나 낫지 않으면서 맥이 도리어 늦게 뛰는 것을 치료한다.

[재료]

인진일물탕 약재, 오수유 · 부자 · 건강 · 목통 · 당귀 각 4g

인진일물탕 약재에 오수유 · 부자(싸서 구운 것) · 건강(싸서 구운 것) · 목통 · 당귀 각 4g을 넣어 쓴다.

어떤 사람이 상한(傷寒) 때 늦게 설사를 해서 황달이 생겼는데 맥이 침(沈) · 세(細) · 지(遲)고 힘이 없었다. 그리하여 위의 약들을 차례로 쓰다가 인진부자탕을 쓰고 큰 효과를 보았다고 한다.

어떤 사람이 상한으로 황달이 생겼는데 맥이 미약(微弱)하고 몸이 차졌다. 그리하여 위의 약들을 차례로 쓰다가 인진사역탕을 쓰고 큰 효과를 보았다고 한다.

● 인진부자건강탕(茵蔯附子乾薑湯)

음황을 치료한다.

[재료]

부자(싸서 구운 것) · 건강(싸서 구운 것) 각 8g, 인진 4.8g, 초두구 4g, 지실 · 반하 · 택사 각 2g, 백출 1.6g, 백복령 · 귤홍 각 1.2g.

위의 약들을 썰어서 1첩으로 하여 생강 5쪽과 함께 물에 달여 먹는다.

● 인진사황탕(茵蔯瀉黃湯)

돌림병으로 열이 나다가 변하여 황달이 된 것을 온황이라고 하는데 이것을 치료한다.

[재료]

갈근 6g, 인진 · 황련(생강즙에 축여 볶은 것) · 치자(볶은 것) · 백출 · 적복령 · 백작약 · 후박 · 목통 · 인삼 각 4g, 목향 2.8g.

위의 약들을 썰어서 1첩으로 하여 생강 3쪽을 넣고 물에 달여 먹는다.

● 제생인진탕(濟生茵蔯湯)

돌림병으로 열이 몰려 온몸이 누렇게 된 것을 치료한다.

[재료]

인진 16g, 대황 8g, 치자 4g을 썰어서 1첩으로 하여 물에 달여 먹는다.

● 석고인진탕(石膏茵蔯湯)

황달로 온몸이 다 누렇게 되고 방금 음식을 먹었는데도 배가 고픈 것을 치료한다.

[재료]

석고 8g, 치자인 · 인진 · 목통 · 대황 각 4g, 감초 2g, 과루실 1개.

위의 약들을 썰어서 1첩으로 하여 생강 5쪽, 총백 2대를 넣고 물에 달여 먹는다.

● 인진대황탕(茵蔯大黃湯)

상한(傷寒)으로 열이 심하다가 황달이 생긴 것을 치료한다.

[재료]

인진 · 치자 · 시호 · 황백 · 황금 · 승마 · 대황 각 4g, 초용담 2g.

위의 약들을 썰어서 1첩으로 하여 물에 달여 먹는다.

3. 생활속의 쑥

1) 약전국을 만드는 방법

누런 콩[大豆]을 찐 것(즉 메주콩이다) 1말에 소금 4되, 천초 160g을 넣고 섞어서 봄과 가을에는 3일, 여름에는 2일, 겨울에는 5일 동안 두어 절반 정도 익힌 다음 생강을 잘게 썰어서 200g을 넣고 고루 섞는다. 이 것을 항아리에 담고 입구를 잘 막아서 쑥더미 속에 깊이 묻는다. 혹 마분(馬糞) 속에 파묻기도 한다. 7일간이나 14일간 있다가 파내어 쓰는데 깨끗하고 정결하다.

2) 신국을 만드는 방법

음력 6월 6일에 만드는데, 이 날은 모든 신들이 집회를 하는 때라고 하여 신국(神麴)이라고 한다. 이 날이 지나서 만든 것은 신국이 아니다. 어떤 사람은, 이 날에 약재를 갖추어 가지고 첫 인일(寅日)에 누룩[麴]을 만드는 것도 좋다고 하였다.

백호(白虎, 겨가 섞인 흰 밀가루이다) 15kg, 구진(勾陳, 창이 자연즙이다) 1되, 등사(螣蛇, 들여뀌[野蓼] 자연즙이다) 1되 3홉, 청룡(靑龍, 청호 자연즙이다) 1되, 현무(玄武, 행인인데 껍질과 끝과 두 알을 [雙仁] 버리고 풀지게 간 것) 1되 3홉, 주작(朱雀, 적소두인데 삶아서 풀지게 간 것) 1되 등 위의 약들을 함께 섞어 삼복(三伏) 동안에는 첫 인일에 아주 단단하게 누룩을 만든다. 또한 어떤 사람은 갑인일(甲寅日)·무인일(戊寅日)·경인일(庚寅日), 이 3기일(三奇日)에 만든다고 하였다.

신국은 6가지로 된 신기한 누룩이므로, 반드시 6가지 물건이 들어가야 가히 신기한 것이라고 할 수 있다.

3) 동회(冬灰, 명아주 태운 재)

성질은 따뜻하고 맛이 맵다.

검은 사마귀[黑子]·무사마귀[?贅]를 없앤다. 널리 써서는 안 되는데, 그것은 피부와 살을 짓무르게 하기 때문이다.

일명 여회(藜灰)라고도 하는데, 여러 가지 쑥과 명아주를 태워서 만든 것이다. 이 재로 옷을 빨면 색이 누렇게 된다.

다른 재는 한 번 불을 때어 받은 것이지만 이 재는 3~4달 동안 있다가 받은 것이므로 그 성질이 더 세다.

화침법(火鍼法)

뜸뜨는 것을 두려워하는 사람은 화침을 써야 한다. 침을 불 속에 넣어서 달구어 놓는 것을 화침(火鍼)이라고 한다.

---

4. 쑥뜸요법

뜸 요법이란 뜸봉, 뜸대로 침혈이나 아픈 곳(아시혈)에 직접 또는 간접적으로 놓고 태워 온열자극을 주어 경락의 기능을 조절하여 인체의 저항력, 자체치유 능력을 극대화하여 병을 치료하고 예방하는 전통적인 질병치료법을 말한다. 옛날에는 뜸을 구(灸)라고 하였는데, 불 화(火)자 위에 오래 구(久)자를 붙여서 만든 것으로도 알 수 있듯이 오래도록 열자극을 준다는 뜻이다.

뜸치료는 해당 병에 맞게 뜸자리만 정확히 잡으면 누구나 손쉽게 할 수 있는 방법이므로 예로부터 민간에서 많이 쓰여 졌다. 그러나 뜸자리, 뜸을 놓는 장수, 뜸봉의 크기 등은 병치료에 중요하게 작용하기 때문에 신중히 행해져야 한다.

1) 뜸의 유래

뜸은 상고시대에 기온이 낮은 북방지역에서 온열자극요법으로 제일 먼저 실시되었다고 전해진다. 중국의 오랜 고전(BC 206~AD 8)인 『황제내경』의 '소문편'을 참고하면 "북방이라는 곳은 고원지대이며 바람이 차고 얼음이 어는 추운 곳이다. 그 곳 사람들은 유목민이라서 들판에 거처를 삼고 목축우유를 마셔서 한기를 몸 안에 저장하여 병에 걸리기 쉬우니, 그 치료에는 쑥을 태워 뜸을 뜨는 것이 마땅하다." 라고 되어 있어서 그 기원을 알려 준다.

『황제내경』 영추 관능편에서는 쑥뜸은 양기를 따뜻하게 해주고, 가라앉는 것을 끌어올려 주며, 기혈을 활발히 움직이는 작용을 하여 치료한다고 전해진다.

뜸은 질병의 치료 및 예방에 효과가 있다. 그래서 『편작심서』라는 의서에도 관원, 기해, 명문 등의 임맥과 독맥 혈을 매일 뜨면 장수할 수 있다고 하였다. 다른 고전에서도 '약이 미치지 못하고 침이 다다르지 못하면 반드시 뜸을 뜨라' 고 했는데, 이것은 약과 침으로 치료될 병이 있고, 또 뜸으로 치료될 병이 있으므로 약과 침이 효과가 없으면 뜸을 뜨라는 말이니 임상에서 뜸이 얼마나 중요하게 여겨졌는지를 알 수 있다.

2) 쑥뜸의 종류

뜸법에는 쑥을 침혈이나 아시혈 위에 직접 놓고 뜸을 뜨는 직접구와 생강이나 마늘, 소금 등에 쑥을 올려놓거나 기구 등을 이용하여 쑥이 탈 때 발생하는 열과 기운을 간접적으로 받아 들이는 간접구가 있다.

(1) 직접뜸

뜸봉을 직접 혈 위에 놓고 뜸을 뜨는 방법이다. 애주구(艾炷灸)라고도 한다. 직접뜸에는 피부에 상처를 남기는 반흔뜸과 남기지 않는 무반흔뜸이 있다.

① 반흔뜸

직접 피부 위에 뜸봉을 올려놓고 뜸봉이 다 탈 때까지 태워 조직들을 상하게 하여 흠집을 남기는 뜸법이다. 이 방법은 모든 뜸의 적응증에

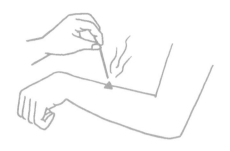

다 쓸 수 있으나 피부가 타서 오래도록 흠집이 남으므로 적응증과 뜸자리 선택에 보다 신중을 기해야 한다.

이 뜸의 효과는 피부가 타는 순간부터 뜸자리가 아물 때까지 모든 기간에 나타나므로 다른 뜸보다 효과가 있다. 그러나 될 수록 흠집은 적게 남기면서도 효과가 있도록 뜸자리, 뜸봉의 크기, 뜸을 뜨는 횟수 등을 잘 정해야 한다. 보통 쌀알만한 크기로 한번에 5장씩 7일 동안 뜬다.

이 방법은 피부에 흠집이 생기고 고통도 심하지만 천식, 풍습병, 위장병 등 만성질환에 효과가 있어서 많이 사용된다.

② 무반흔뜸

흠집이 남지 않게 뜨는 뜸법이다. 뜸봉을 직접 피부 위에 놓고 뜨되 2/3 정도 타들어가서 뜨거움을 느낄 때에 뜸봉을 떼는 방법으로 3~5장을 뜨거나, 뜸봉을 작게 만들어 1~3장 정도만 떠서 흠집이 남지 않게 뜨는 방법이다. 보통 피부가 벌겋게 충혈되고 허물이 남지 않는다. 이 방법은 반흔뜸보다 효과가 낮다.

⑵ 간접뜸

피부 위에 소금 또는 마늘쪽, 생강, 부자, 겨자 등을 놓고 그 위에 뜸

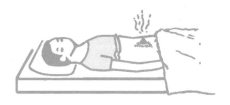

봉을 올려 놓고 뜨거나, 뜸대뜸, 뜸통뜸으로 뜨는 방법이다.

① 소금뜸(격염구, 隔鹽灸)

보드라운 소금을 배꼽 위에 1.5~2mm 두께로 두껍게 깔고 그 위에 큰 뜸봉을 올려놓고 뜸을 뜬다. 이것은 소화장애, 설사, 복통, 구토 등으로 인하여 사지가 싸늘해지고 맥박이 잡힐 듯 말듯할 때, 특히 뇌출혈전구증상이 있을 때에 구급치료법으로 뜬다.

소금뜸은 이미 중국 원나라의 『득효방』에서 산후에 소변이 나오지 않아 배가 불러오르고 답답할 때 소금을 배꼽 속에 채우고 총백(파의 흰 밑동) 10여 대를 잘게 썰어 소금 위에 두껍게 펴고 큰 뜸봉으로 뜸을 뜨면 소변이 곧 나온다고 하는 등 그 유래가 깊다.

② 생강뜸(격강구, 隔薑灸)

생강을 3~5mm 두께로 썰어 얇은 조각을 만든 후 중간 중간에 몇 개의 작은 구멍을 낸다. 이것을 뜸자리 위에 놓고 그 위에 팥알 크기의 뜸봉으로 뜸을 뜨는데 환자가 뜨거움을 느끼면 뜸봉을 버리고 다른 뜸 봉을 그 위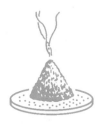

에 놓는다. 이렇게 한 번에 5~7장 정도를 뜨는데,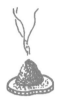
2~3장 정도 뜬 다음에는 생강쪽을 새것으로 갈고
뜨는 것이 좋다. 이 방법은 감기, 구토, 설사, 복통,
풍습병 등에 사용이 된다.

③ 마늘뜸(격산구, 隔蒜灸)

뜨는 방법은 위의 생강뜸과 같다. 단 생강 대신 마늘을 사용하는 것
이다. 이 방법은 일반적으로 부스럼, 뽀두라지, 천식, 체증, 폐결핵, 임
파결핵 등의 질병 치료에 사용된다.

④ 부자뜸(부자병구, 附子餠灸)

부자떡뜸이라고도 하는데, 부자가루를 술이나 따뜻한 물에 반죽하
여 동전 크기의 떡을 만들고 중간에 작은 바늘 구멍을 내어 사용하는
것이다. 이것은 주로 유정(遺精), 조설(早泄)이나 부스럼이 오래 갈 때
등에 쓰인다.

⑤ 뜸대뜸(애조구, 艾條灸)

뜸쑥을 길이 15~20cm가 되는 얇은 종이에 펴서 담뱃대처럼 말아서
새끼 손가락 굵기 만하게 뜸대를 만든다. 이 뜸대의 한끝에 불을 붙여
해당 침혈부위의 피부가 벌게지면서 화끈 달아오르도록 약 15분정도
쪼여 온열자극을 준다.

이 방법은 어린이들이나 직접뜸을 무서워하는 사람, 얼굴을 비롯하
여 흠집을 남겨서는 안 될 부위에 주로 뜬다. 직접뜸을 뜨는 모든 병에
다 쓸 수 있다.

뜸대뜸을 뜰 때에 주의할 점은 뜸을 뜨면서 때때로 재를 털어버려야
한다는 점과 불꽃이 튀어 피부에 화상을 입히지 않도록 조심해야한다
는 것이다.

뜸대뜸에는 다음과 같은 방법이 있다.

i. 온구(溫灸)

뜸대 끝에 불을 달아 혈 위에서 1치
정도 되는 곳에 대고 움직이지 않고
온열감을 느끼게 하는 것이다. 매번
10~15분 가량 뜸을 뜬다. 피부가 뜨
거워지고 벌게지도록 뜸을 뜬다. 피부
에 생긴 불그스름한 자국은 좀 있으면
자연히 사라진다.

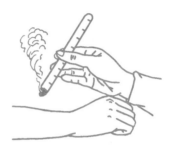

ii. 작탁구(雀啄灸)

말 그대로 참새가 모이를 쪼듯 뜨는
방법이다. 뜸대 끝에 불을 달아 뜸자
리의 아래 위 혹은 좌우로 이동하여
뜸자리에 댔다 떼었다하는 방법으로
뜸을 뜨는 것이다. 매번 5~10분 정도
뜸을 뜬다.

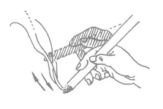

iii. 약대뜸

뜸대를 만들 때 육계, 건강, 정향, 독활, 세신, 백지, 웅황, 창출, 몰

약, 유황, 천초 등의 약가루를 뜸쑥에 섞어서 대를 만들어 뜸을 뜨는 것이다.

iv. 뜸통뜸

열이 밑으로 빠지게 만든 통에 뜸쑥을 넣고 불을 붙여 해당 부위에 온열자극을 주는 방법이다.

뜸통은 소뿔(우각뜸통), 금속제통, 석고, 보온제 등으로 만들어 뜸쑥 5~10g을 뜸통 안에 넣고 불을 붙여 해당 부위에 놓고 뜸을 뜬다. 이때 뜸통 위에 뚜껑을 닫거나 쑥을 태운 재로 덮고 뜬다. 뜸이 뜨거우면 자리를 자주 옮기거나 거리를 멀리하여 조절하면 된다.

이 방법은 어린이 설사, 소화불량, 대장염, 영양실조 등에 효과가 좋다. 또한 넓은 부위에 아픔이 있는 경우, 여성들의 질병, 냉병, 신경통 등에 쓰이며, 이러한 뜸통을 여러 가지로 응용한 뜸기구도 시중에 나와 있다.

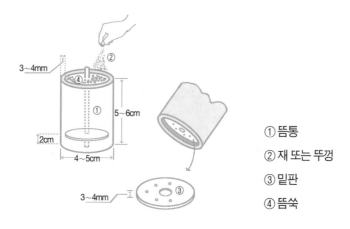

3~4mm
①
5~6cm
2cm
4~5cm
②
④
3~4mm
③

① 뜸통
② 재 또는 뚜껑
③ 밑판
④ 뜸쑥

ⅴ. 온침구(溫鍼灸)

혈 위에 침을 놓아 기를 얻은 후에 침
대에 뜸쑥을 감아 기에 불을 달아 태우
는 것이다. 이 방법은 침과 뜸을 함께 쓰
는 병증, 즉 동통이 심한 관절염 등에
쓰기도 한다.

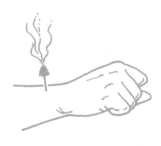

고전에 구법(灸法)들은 한결같이 뜸을 뜰 때 반드시 상처가 나야 효
과가 있다고 하였다. 그래서 뜸쑥의 기둥을 크게하여 여러 장씩을 떠야
했기 때문에 환자가 느끼는 고통은 매우 극심하였다.

하지만 이런 방법은 너무 뜨겁고 화상이 심하므로 차츰 고통을 줄이
기 위하여 상처가 나지 않는 방법을 연구하기 시작하였다. 그래서 부
자, 소금, 생강, 황토흙 등으로 만든 매개물을 중간에 넣고 그 위에 뜸
을 떠서 따뜻한 열자극을 주는 방법 등으로 치료되었다. 이러한 것이
더욱 발전되어 요즘은 온구기, 쑥찜기, 구점지, 쑥봉, 구관 등 여러 가
지 뜸을 뜨는 기구가 생겨나게 되었다. 그리고 이제는 뜸쑥 기둥을 작
게, 그리고 상처가 없도록 뜸을 뜨는 경향으로 나아가고 있다.

3) 쑥뜸의 작용과 효능

쑥뜸은 쑥을 살갗 위에 놓고 태워 약 60~70도의 열로 경혈을 자극하
는 방법으로, 뜸을 뜨면 쑥의 약효와 뜸의 강렬한 온열자극이 몸에 주
어지면서 자체치유 능력이 극대화되어 병이 치유되는 것이다.

쑥뜸이 인체에 어떤 작용을 하는지 다음의 세 가지로 나누어 볼 수
있다.

첫째, 먼저 경락을 따뜻하게 하여 찬 기운을 없애주므로 기혈이 쉽게 운행할 수 있다.

『동의보감』에서는 "통하면 통증이 없다(通卽不痛)."고 하였다. 통증이 있을 때 뜸을 뜨면 뜸의 따뜻한 기운이 피부를 뚫고 들어가 경락을 데워 기를 움직이게 하여 막혔던 것이 풀어지어 통증이 사라지며 병이 낫는 것이다. 여러 가지 신경통, 류머티즘 관절염, 타박상 등으로 특정 부위가 아플 때 손가락으로 눌러 제일 아픈 곳(아시혈) 또는 그 부위의 침혈에 뜸을 뜨면 아픔이 멎으면서 차츰 병이 낫는 것이 그러한 효과이다.

둘째, 양기를 북돋아주는 효과를 얻을 수 있다.

인체의 양기는 생명의 근본이다. 그래서 양기가 잘 통하면 오래 살고, 잘 운행되지 않으면 일찍 죽는다고 한다. 양기가 쇠약해지고 음기가 왕성해지면 몸이 차가운 증세가 나타나며 병약해지게 된다. 이 때에 뜸으로 치료하게 되면 원기와 양기가 보충된다. 그러므로 추위를 몹시 타는 사람, 원기가 쇠약한 증상, 설사가 잦거나 감기에 잘 걸리는 사람, 허약자, 부인병 등에 뜸을 뜨면 속이 더워지고 혈액순환도 잘 되며 건강이 좋아진다.

세번째로 병을 예방하여 몸을 건강하게 하는 효과가 있다.

예로부터 "만일 몸을 편안하게 하려면 단전과 족삼리혈을 항상 마르게 하지 말라."고 하였는데, 이것은 단전(관원혈)과 족삼리를 항상 뜨면 일체의 질병을 예방할 수 있다는 것을 말한다. 또한 『천금방』에는 "몸에 항상 두세 곳씩 뜸을 떠서 구창이 아물지 않게 하면 장려와 온학의 독이 몸에 침범하지 못한다."고 하였는데 이것은 뜸이 능히 병독을 막아내며 질병을 예방한다는 것을 말한다.

오늘날도 뜸요법은 혈구를 증가시켜서 유기체의 생리적 기능을 활

발하게 하여 영양을 촉진시킨다는 것이 많은 사람들의 연구에 의해 인
증되고 있다. 1977년 세계보건기구(WHO)에서는 지역사회 일차 보건
의료에 관한 보고서를 통해 '쑥뜸은 면역학적으로 생체의 항체 면역기
능을 증진케 하며 이러한 작용으로 인해 멸균, 소염 효과가 있다.'고 그
효과를 인정한 바가 있다.

쑥뜸은 일반적으로 양기가 부족한 만성질환에 사용되며, 효과를 볼
수 있는 질환은 다음과 같다.

소화기 질환	변비, 설사, 치질, 소화불량, 급만성 위염, 위경련, 위궤양, 만성구토, 치통, 위하수, 위무력증, 위확장증, 십이지장 궤양, 곽란, 이질, 급만성 장염, 탈항, 장기능 저하, 각종 간담 질환, 만성 췌장염, 복통
호흡기 질환	백일해, 폐렴, 만성 비염, 비출혈, 급만성 기관지염, 해수, 천식, 폐결핵, 늑막염
비뇨 · 생식기 질환	잔뇨감, 야뇨증, 전립선염, 불감증, 음위증, 양위증, 방광기능 장애, 유정, 불임증, 요도염, 임질, 만성 신염, 신부전증
순환기 질환	중풍 예방, 고혈압증, 저혈압증, 심계 항진, 풍습성 심장병, 동맥 경화증, 협심증, 심통, 심내막염, 무맥증, 만성 심장병
신경질환	경통, 각종 신경 마비, 각종 신견 경련, 신경쇠약, 노이로제, 정신병, 간질, 신경성 두통, 불면증, 불안초조
근육 · 관절 질환	관절염 좌성, 류머티즘성 관절염, 화농성, 관절염, 퇴행성 관절염, 각종 관절통, 각종 근육병
신진대사 질환	빈혈, 갑상선 질환, 당뇨병 초기
부인과 질환	유즙분비 부족, 불임증, 갱년기 장애, 대하, 생리통, 월경 불순, 자궁 내막염
소아과 질환	소아급간, 경기, 소아마비, 천식, 백일해, 발육불량, 야뇨증
기 타	노안이나 이명증, 난청, 중이염, 부비강염, 백내장, 탈모, 두드러기, 각종 예방 요법

또한 마비증상이나 운동장애 증상 등에 효과가 좋다. 진나라 때 갈홍이 지은 『주후방』에는 중풍에는 어떤 약보다도 뜸뜨는 것이 제일 좋으며, 뜸을 떠야 완전한 효과를 볼 수 있다고 되어 있다.

화농성 염증이 있을 때에 뜸을 뜨면 세포의 기능을 활발하게 하며 면역능력을 강화시키고 혈색소를 증가시키면서 염증과정이 억제되고 병이 점차 낫게 된다.

그 밖에도 진통·지혈 작용 등이 있고, 몸의 찬 기운을 물리치고 기(氣)를 따뜻하게 하여 기혈(氣血)을 잘 통하게 함으로써 각종 질환을 개선하여 질병에 대한 저항력을 증가시킨다. 또한 원기 증진의 강장작용을 하는 등, 몸의 전반적인 기능을 향상시키므로 허약체질인 사람들을 건강하게 만드는 작용을 한다.

① 쑥뜸의 효과

쑥뜸의 불빛은 원적외선과 동일한 효과를 낸다. 뽀얀 회색이 돋보이는 약쑥 잎에는 정유가 들어 있다. 약 0.02퍼센트의 정유를 함유하고 있는데 주성분은 시네올, 시스키케르펜알파-루존 등이다. 또 소량의 탄닌, 비타민 A, B, C, D, 아밀라제, 아데닌, 콜린 등이 들어있다.

또한 뜸쑥을 태울 때 나오는 쑥 연기는 일부 세균, 즉 병원성 포도상구균, 녹농간균, 대장간균, 플렉스네르 적리균, 가성 디프레리아균 등을 억제 시키는 효능이 있다고 한다. 그래서 조상들은 이사를 하기 전에 쑥 연기를 먼저 피워 올리기도 했다. 이렇듯 뜸을 뜨게 되면, 뜸을 뜬 자리에 대한 효과뿐 아니라 그 연기에 의해서도 우리 인체가 유효한 성분을 얻게 됨은 물론 몸에 해로운 세균을 억제 시키는 효과를 얻을 수 있다.

쑥뜸은 이렇듯 인체의 모든 영역에 걸쳐 질병의 치료와 예방, 건강 증진의 효과를 보이며, 누구나 뜰 수 있다는 장점이 있다. 건강 증진을 위한 경우, 시중에 나와있는 도구 등을 이용해 간편하게 쑥뜸을 뜰 수 있지만 특정 질병의 치료를 위해서는 쑥뜸의 효과만을 믿고 스스로 치료를 하려고 하는 것보다는 전문가의 정확한 진단아래 시술을 하는 것을 권장한다. 이는 아무리 좋은 것이라도 잘못된 시술이나 과한 시술은 오히려 해를 불러오기 때문이다.

4) 쑥뜸의 재료

뜸의 재료는 여러 가지가 있으나 쑥잎이 제일 좋다. 쑥잎도 아무 쑥 잎을 쓰는 것이 아니라 약쑥잎을 쓰는 것이 좋다. 약쑥잎으로 만든 쑥 뜸은 인체의 피부조직에 대한 손상이 적고 열자극을 주는데 제일 적당하다.

쑥의 주요 산지는 동양권이나 유럽의 중부에서도 많이 자라고 있다. 동양권에서는 우리나라를 비롯하여 일본, 중국 등지에서 자라는데, 우리나라에서 생산되는 쑥이 제일 효과가 있다. 이것은 풍토와 사계절이 뚜렷한 기후 때문이다.

한국의 산에는 쑥뜸으로 사용될 수 있는 것이 대단히 많기 때문에 질병치료를 하는데 큰 도움을 주고 있다.

쑥뜸용으로 이용하는 약쑥은 자라난 장소를 가려서 이용하는데, 야산의 토박한 땅에서 자란 약쑥을 이용하는 것이 가장 좋다. 야산의 토박한 땅에서 자란 약쑥은 거름이 없기 때문에 크지를 못하고 약 30cm 내외의 크기로 자란다. 거름이 적기 때문에 색깔은 노란색을 띠고 있고, 잎사귀도 크지 않다.

쑥뜸용 약쑥으로 강화도, 백령도, 남양만과 서해안 일부에서 자라는 싸주아리쑥이 유명하다.

쑥뜸용 쑥은 3년 이상 묵은 쑥을 사용하는 것이 좋다.

그 이유는 뜸에 가장 적당한 열을 내는 물질이 3년 이상 묵은 쑥이기 때문이다.

(1) 좋은 약쑥을 구하는 법

지역마다 약쑥이 자생하는 양은 다르지만 전국 어느 곳에서나 쉽게 찾을 수 있다. 특히 많이 생산되는 지역은 경기도·강화도 지역, 충청도의 서산·당진 일대 등이다.

약쑥은 바닷바람을 맞고 모래에서 자란 것이 품질이 우수하지만 쑥뜸용으로 사용할 때는 야산에서 자란 약쑥이 더 성능이 우수하다고 한다. 하지만 이렇게 산에서 자란 약쑥은 대량으로 생산되는 것이 아니므로 일반인이 쉽게 구하기 어려우므로 강화도 지역과 같이 질좋은 상업용 약쑥을 대단위로 경작을 하는 곳에서 생산된 약쑥을 구입하여 쓰는 것이 간편하다.

이러한 약쑥은 서울의 제기동에 위치한 한약상가나 전국 각지에 있는 한약상가 등에서 쉽게 구할 수 있다. 또한 인터넷으로도 쉽게 구매할 수 있다.

쑥뜸용으로 사용하는 양질의 쑥을 감별하는 방법은 여러 가지가 있지만 다음의 6가지 방법을 이용하면 쑥에 대해 잘 모르더라도 쉽게 양질의 쑥을 구별할 수 있다.

☸ 양질의 쑥뜸용 쑥 감별법

좋은 쑥	조악한 쑥
은은한 향이 오래간다	향이 오래가지 않고 풀냄새가 난다
촉감이 좋고 부드럽다	촉감이 나쁘고 딱딱하다
잘 말랐다	온기를 띠고 있다
잎이 가늘고 뾰족하다	잎이 넓적하다
태울 때 향이 부드럽다	태울 때 향이 독하다
연기와 재가 적다	연기와 재가 많다
점화가 잘 되고 도중에 꺼지지 않는다	점화가 어렵고 도중에 잘 꺼진다
열이 부드럽고 기분이 좋다	열이 너무 뜨거워서 견디기가 힘들다.

(2) 뜸쑥을 만드는 방법

쑥뜸의 재료인 쑥은 식물분류상 국화과에 속하는 야생의 여러해살이풀이다. 이 쑥을 음력 5월 초순 경에 새잎을 뜯어 그늘에 말리거나, 4, 5일 동안 햇볕에 쬐어서 잘 말린다.

여러 한의서에 약쑥은 3월 삼짓날(음력 3월 3일)이나 5월 단오에 채취한 것이 제일 좋다고 하는데, 특히 『의방유취』에는 "단옷날 해뜨기 전에 쑥 중에서 사람과 비슷한 모양의 쑥을 바로 캐어 뜸을 뜨면 놀라운 효과가 있다"고 하며 "3월 3일에 뜯은 쑥으로 뜸을 뜨면 아주 묘한 효과가 있다."고 씌여있다. 또한 『의학입문』에도 "약쑥잎은 여러 가지 병을 치료하기 위하여 뜸뜨는데 쓴다. 3월 삼짓날이나 5월 단오에 잎을 뜯어서 햇볕에 말려 쓴다. 길섶에서 무성하게 자란 것과 여러 해 묵은 것이 좋다."라고 나와 있다.

말린 쑥잎에서 줄기를 대충 고른 후 돌절구나 그릇에 넣고 찧어서 채로 쳐서 기타 줄기와 불순물을 걸러낸다. 이런 과정을 몇 번 되풀이하면 노란 색이나 흰 섬유 모양의 것이 남는데, 이것을 애융이라고 한다. 애융을 습기가 스며들지 않도록 포장하여 보관해 두면, 그 물질이 유연한 담황색으로 된다. 이것을 뭉쳐서 뜸쑥을 만들어 사용한다.

오래 두어서 누렇게 된 약쑥잎 적당한 양을 절구에 넣고 나무공이로 약간씩 잘 찧어 가는 체로 쳐서 푸른 찌꺼기를 버리고 다시 찧고 또 쳐서 부드러우면서 누렇게 될 때까지 찧어 쓴다.

또한 약쑥잎을 잘 찧어 푸른 찌꺼기를 버리고 흰 것만 모아 유황을 넣고 비벼 쓰면 더욱 좋다.

(3) 뜸봉의 크기

뜸봉은 뜸쑥을 손으로 비벼 위는 뾰족하고 밑은 넓게 원추형으로 만든다.

크기는 환부 부위에 따라 다른데, 일반적으로 머리와 사지의 말단은 작은 것이 좋고, 등과 배에는 큰 것이 좋다. 큰 것은 팥알만한 크기로, 작은 것은 멥쌀만한 크기로 한다. 단, 간접구에 사용할 것은 적당히 크게 할 수도 있다.

  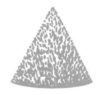

5) 쑥뜸 뜨는 법

(1) 뜸뜨는 시간과 몸의 상태

쑥뜸의 효과를 높이기 위해서는 뜸을 뜨는 시간의 선택과 몸의 상태도 중요하다. 『동의보감』을 보면 "뜸은 한낮이 지나서 떠야한다. 이때는 음기(陰氣)가 오기 전이므로 뜸이 붙지 않는 법이 없다. 오전과 이른 아침에는 곡기(穀氣)가 허하여 어지럼증을 일으킬 수 있으므로 침과 뜸을 삼가는 것이 좋다. 이것은 일반적인 방법이고 급할 때에는 예외로 할 수 있다. 만일 날이 흐리고 비가 오거나 바람이 불고 눈이 올 때에는 잠깐 중지하였다가 날이 갠 다음에 떠야 한다. 뜸을 뜰 때에 배가 몹시 부르거나 고픈 것, 날것, 찬 것, 굳은 음식을 먹는 것은 다 좋지 않다. 또한 생각과 근심을 지나치게 하거나 성을 내서 욕을 하거나 슬퍼하거나 한숨쉬는 것 등은 다 좋지 못하므로 삼가는 것이 매우 좋다."라고 나와 있다. 이 내용을 다시 해석을 한다면 몸과 마음, 날씨 모두가 평온할 때 뜸을 뜨는 것이 가장 효과가 있다는 것이다.

(2) 뜸 놓는 순서와 정도

뜸 놓은 순서에 대해서는 『동의보감』에 보면 먼저 양의 부분을 뜨고 다음에 음의 부분을 뜨며, 먼저 위를 뜨고 다음에 아래를 뜨며, 먼저 적게 뜨고 나중에 많이 뜬다."고 하였다.

뜸을 뜨는 정도는 일반적으로 몇 장을 뜨는가로 정해진다. 뜸봉 한 개를 태우는 것을 '한 장(壯)' 이라고 한다. 이것은 뜸봉 하나의 힘이 어른 한 사람의 힘과 같다고 하여 어른 장(壯)을 단위로 부르는 것이다.

일반적으로 뜸을 뜰 때 성인에게 필요한 장수는 각 부위에 따라 다르다. 또한 사람의 상태, 체질, 부위에 따라 뜸봉의 장수는 달라져야 한다.

『동의보감』에 따르면 뜸을 뜨는 장수를 결정하는 방법은 "머리에는 7장에서 49장까지 뜬다. 구미혈과 거궐혈은 가슴에 있는 혈이기는 하지만 뜸은 28장을 넘지 말아야 한다. 만일 많이 뜨면 심력이 약해진다. 만일 머리의 혈을 많이 뜨면 정신을 잃고, 팔다리의 혈에 많이 뜨면 혈맥이 마르고 팔다리가 가늘어지며 힘이 없어진다. 정신을 잃었던 데다가 몸까지 여위면 오래 살지 못한다."고 했다. 즉 머리, 사지, 말초 등에는 뜸봉을 적게하고 장수도 적게 떠야한다. 또한 노인이나 어린이의 경우도 뜸봉을 작게하고 장수도 적게 떠야 한다.

어린아이가 태어난 지 7일부터 돌까지는 7장 이상 뜨지 말며, 뜸봉의 크기는 참새똥[雀屎]만하게 해야 한다.

뜸대로 뜸을 뜰 때에는 장 수가 아닌 시간으로 계산한다. 한번에 대개 3~5분간 뜨며 피부가 붉게 되도록 뜬다.

여러 가지 질병을 치료하는 우수한 효과를 지닌 뜸일지라도 전문가의 정확한 판단이 없이 지나치게 많이 뜨는 것은 좋지 못하다.

(3) 뜸자리 잡기

뜸을 뜰 때는 질환에 맞는 정확한 뜸자리를 찾아야 한다. 뜸자리로는 경혈과 아시혈(압통처)을 들 수 있다.

아시혈은 아픈 부위 중에 만져서 가장 통증이 심한 곳이므로 직접 만져서 찾을 수 있고 어디든지 아픈 곳을 뜨면 된다. 경혈은 그에 비해 복잡하다.

경혈을 찾기 위해서는 먼저 1치의 기준을 잘 정해야 한다. 왜냐하면 경혈의 위치는 '어디로부터 몇 치 몇 푼' 이라는 식으로 정해지는데, 환자의 체형에 따라 그 치수가 변하기 때문에 1치라는 단위는 정해진 숫자가 아니기 때문이다.

1치를 재는 방법은 환자의 손가락 마디를 기준으로 삼는 동신촌법(同身寸法)을 이용하면 가장 쉽게 알 수 있다. 이것은 뜸을 뜰 때와 침혈을 잡을 때 모두 이용된다.

1푼은 1치의 1/10이다.

방법 1.

뜸을 뜰 환자의 가운뎃손가락과 엄지손가락을 맞대어 둥글게 되었을 때 나타나는 두 금 사이를 1치로 하는 것이 대체적으로 쓰는 방법이다.

중지동신촌법이라고 하며, 대략적으로 남자는 2.5~3㎝, 여자는 2~2.5㎝ 정도이다.

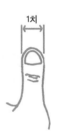

방법 2.

환자의 엄지손가락을 쭉 편 후 가운뎃마디의 가로 폭을 1치로 삼는 방법으로 일횡지법이라고도 한다.

대략 남자는 2~2.3㎝, 여자는 2㎝ 안팎이다.

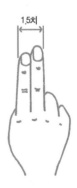

방법 3.

집게손가락과 가운뎃손가락을 맞대어 가장 폭이 넓은 첫째 마디의 두 손가락 폭을 1.5치로 삼는다.

대략 남자는 4㎝ 안팎이며, 여자는 3.5㎝ 안팎이다.

방법 4.

환자의 집게손가락을 똑바로 편 다음 첫째 마디와 둘째 마디를 합한 길이를 2치로 잡는다.

대략 남자는 5㎝ 안팎이며, 여자는 4.5㎝ 안팎이다.

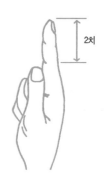

방법 5.

환자의 엄지손가락을 제외한 네 개의 손가락을 쭉 펴고 맞붙여서 가장 폭이 넓은 부분을 3치로 잡는다.

대략 남자는 8㎝ 안팎이며, 여자는 7.5㎝ 안팎이다.

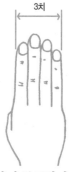

(4) 뜸의 보사법(補瀉法)

한의학에서 말하는 보사법이란, 몸에 기, 혈, 음, 양이 부족하다면 보충하여 주고 넘치는 것은 사하여 주는 방법을 말한다. 허증을 치료할 때는 보법을, 실증을 치료할 때는 사법을 쓴다.

뜸에도 보법(補法)과 사법(瀉法)이 있다. 보법은 뜸쑥이 타들어가 살에까지 이르렀을 때 불이 꺼지게 하는 것이고, 사법은 불이 살에까지 다 타들어갈 필요가 없이 편안하게 뜸쑥을 쓸어버리고 입으로 불어 주는 것이다. 이것은 바람이 주로 발산시키기 때문이다.

불로 보하는 것은 그 불을 불지 않고 반드시 저절로 꺼지게 하는 것이며, 불로 사하는 것은 불을 빨리 불어 뜸쑥이 타서 꺼지게 하는 것이다.

『동의보감』에서는 뜸에도 보법과 사법이 있다고 한다. 불로 보하는 것은 뜸봉의 불을 붙지 않고 저절로 타들어가서 꺼지게 하는 방법이고, 불로 사하는 것은 불을 불어서 빨리 타게 하고, 불이 살에까지 타들어 가기 전에 쓸어버리는 방법이다.

(5) 뜸봉을 만드는 법[作艾炷法]

뜸봉의 밑바닥 너비는 3푼, 길이도 3푼으로 한다. 만일 이보다 작으면 침혈을 뜨겁게 하지 못하며 경맥에 자극을 주지 못하므로 불기운이 통하지 못한다. 그러면 병을 치료할 수 없다. 몸이 튼튼한 사람에게는 뜸봉을 약간 더 크게 할 수 있으며 어린아이에게는 밀알만하게 하거나 혹은 참새똥만하게 할 수 있다.

뜸봉은 작은 대젓가락 대가리에 대고 만든다. 병이 생긴 경맥의 굵기가 굵은 실과 같으므로 거기에 맞게 만들어 뜨면 된다. 그러므로 뜸봉이 작아도 병이 나을 수 있다. 그러나 뱃속의 산가(疝?) · 현벽(?癖) · 기괴(氣塊) · 복량(伏梁) 등의 병에는 반드시 뜸봉이 커야 한다.

6) 쑥 뜸자리

증상에 따라 취해야 할 뜸자리를 소개한다. 뜸치료에 있어서 요즘은 예전과는 달리 간접뜸의 형태로 뜸을 뜬다. 특히 만성 질환 등의 이유로 오랜 기간 뜸을 뜨거나, 취하는 뜸자리가 여러 군데 인 경우, 뜸의 장수가 많을 경우 등에는 간접뜸으로 효과를 보는 경우가 많다.

(1) 소화기계 질환

① 헛배 부를 때

소화기관 내에 있는 가스의 일부는 트림으로 나가고 일부는 항문으로 나간다. 그러나 장 안에 가스가 통과하는데 장애가 있거나 장운동이 약해지는 경우 가스가 제때에 나가지 못해 헛배가 부르게 된다.

혹은 심장병, 저혈압, 간경변증 등에 의하여 피가 제대로 돌지 못할 때, 소대장염, 빈혈 등이 있어 제때에 장에서 가스를 흡수하지 못할 때, 소화불량이나 변비가 있을 때, 발효성 음식을 많이 먹었을 때도 헛배가 부를 수 있다.

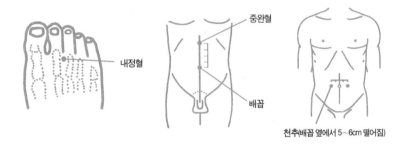

천추(배꼽 옆에서 5~6cm 떨어짐)

▶ 내정, 중완, 천추

• 내정혈

둘째, 셋째발가락이 갈라진 곳에서 3푼 위로 복통, 설사, 변비, 이질, 열병, 인후통 등을 치료한다.

• 중완혈

배꼽 중심으로부터 명치끝까지의 중간점으로 위통, 구토, 복부팽만, 설사, 소화불량, 위경련, 황달 등을 치료한다.

• 천추혈

배꼽 중심에서 양 옆으로 2치되는 곳으로 구토, 설사, 변비, 장명, 수종, 월경불순 등을 치료한다.

❖ 뜸치료

내정혈에 뜸 3장을 뜬다. 이와 함께 중완혈과 천추혈에 뜸 5~7장을 뜨면 더 효과가 있다.

② 식욕부진

식사시간이 되어도 식욕이 없고 평소 잘 먹던 음식이 맛이 없게 되는 것은 몸 안에 뭔가 병이 생겼다는 신호라고도 볼 수 있다.

정신적 피로, 수면 부족 등으로 침과 위액이 잘 나오지 않을 때 입맛을 잃게 된다. 특히 위장질환, 간염, 빈혈, 비타민 부족, 변비의 지속 등으로 입맛이 떨어진다.

식욕이 없을 때는 먼저 병원 검진을 통해 원인질병을 찾아 치료해야 하며, 식이요법 등과 함께 뜸을 병행해보는 것도 좋다.

▶공손
• 공손혈

엄지 발가락 안쪽으로 튀어나온 뼈 뒤 우묵한 곳에서 뒤로 1치 간 곳으로 위통, 구토, 소화불량, 복통, 설사, 위장염, 장출혈 등을 치료한다.

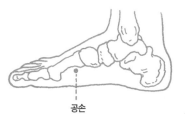

공손

❖ 뜸치료

공손혈에 콩알 크기의 뜸봉으로 뜸 3장을 뜬다. 뜸을 뜰 때는 발바닥을 모은 자세로 뜬다.

③ 위경련

위의 연동운동이 항진되면서 위에 과도한 수축을 일으켜 명치끝 부위에 심한 아픔이 생기는 것을 말한다.

이 병은 위신경증, 위염, 위 및 십이지장 궤양, 담낭염, 담석증, 충수염 등 때에 생길 수 있다. 또한 몸을 차게 하거나 기분 상태가 나쁠 때, 지나치게 많이 먹거나 마셨을 때에 갑자기 명치끝 부위가 쥐어 비트는 듯이 아프고 가슴까지 심한 아픔이 오며 아픔이 심하면 숨쉬기 힘들어 한다. 환자는 식은땀을 흘리며 몹시 토한다. 얼굴은 창백해지고 손발은 차며 전혀 먹지 못한다. 경련발작은 몇 분에서 몇 시간까지 계속될 때도 있다.

▶비수, 위수, 삼초수

• 비수혈

제11과 제12가슴등뼈 사이에서 양옆으로 각각 2치되는 곳이며, 소화장애, 배뇨장애, 통혈기능장애 등에 쓴다.

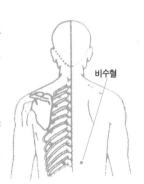

비수혈

• 위수혈

제12가슴등뼈와 제1허리등뼈 사이에서 양옆으로 각각2치되는 곳이며, 여러가지 위병, 대소장염, 소화불량 등에 쓴다.

• 삼초수혈

제1과 제2허리등뼈 사이에서 양옆으로 각각 2치 나가 있으며, 복부팽창, 구토, 소화불량, 설사 장명, 신장염, 부종 등에 쓴다.

❖ 뜸치료

쌀알 크기의 뜸봉으로 한 번에 5~7장씩 7~10일 동안 뜸을 뜬다.

▶ 중완, 거궐

• 중완혈

배꼽 중심으로부터 명치끝까지의 중간점으로 위통, 구토, 복부팽만, 설사, 소화불량, 위경련, 황달 등을 치료한다.

• 거궐혈

중완혈에서 2치 위에 있으며, 위경련, 위산과다, 기침, 딸꾹질, 토혈, 건망증, 정신병 등에 쓰인다.

❖ 뜸치료

쌀알 크기의 뜸봉으로 한 번에 5~7장씩 7~10일 동안 뜸을 뜬다.

④ 만성위염

위의 점막에 생긴 만성적인 염증으로, 식사를 무질서하게 하는 것, 소화되기 어렵거나 자극적인 조미료를 많이 넣거나 뜨거운 음식을 자주 먹는 것, 술·담배나 위에 부담을 주는 약 등, 위에 자극을 주어 생기는 경우가 많다.

일반적으로 표층성 위염과 위축성 위염으로 분류한다.

표층성 위염은 식후 상복부에 통증을 느낄 수 있으며 무겁고 메스껍고 가슴이 답답한 증상을 보인다. 위축성 위염은 별 증상이 없이 소화불량 증상만 있다가 자극적이거나 기름기가 많은 음식을 먹고 난 후 소화가 안되는 경우가 많다.

만성위염을 치료할 때는 병을 잘 관리하는 것이 매우 중요하다. 생활은 항상 활기차게 하며 일과 휴식을 합리적으로 하고, 담배나 술을 멀리하고 먹는 음식도 주의해야 한다.

▶ 중완, 상완, 하완
• 중완혈
배꼽 중심과 명치 끝을 연결한 중간점으로, 위통, 구토, 복부팽만, 설사, 소화불량, 위경련, 황달 등을 치료한다.
• 상완혈
중완혈로부터 1치 올라간 곳으로 복통, 복명, 구토, 위경련, 위궤양, 소화불량, 식욕감퇴 등을 치료한다.
• 하완혈
중완혈로부터 2치 아래로 복통, 복명, 소화불량, 구토, 식욕감퇴, 위경련, 비위허약, 위확장 등을 치료한다.

❖ 뜸치료
쌀알 크기의 뜸봉으로 한번에 7장씩 10~15일 동안 뜸을 뜬다.

▶ 비유, 위유, 족삼리
• 비유혈
제11과 제12가슴등뼈 사이에서 양옆으로 각각 2치되는 곳으로 황달, 구토, 장명, 설사, 치질, 빈혈, 당뇨, 부종, 비위허약, 위확장, 장염 등을 치료한다.
• 위유혈
제12가슴등뼈와 제1허리등뼈 사이에서 양 옆으로 각각 2치되는 곳으로 비위허약, 복부팽만, 복명, 복통, 설사, 위통, 구토, 폐경 등을 치료한다.

• 족삼리

무릎을 90도로 굽혔을 때 무릎뼈마디로 부터 3치 내려가서 정강이뼈의 앞에서 바깥쪽으로 한 손가락 너비 되는 곳으로 위통, 구토, 설사, 소화불량, 위경련, 변비, 중풍, 반신불수, 감기, 복명 등을 치료한다.

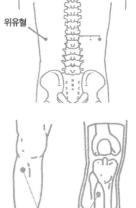

위유혈

족삼리혈

❖ 뜸치료

쌀알크기의 뜸봉으로 한 번에 7~10장씩 10~15일 동안 뜸을 뜬다.

만성 위염의 경우는 뜸자리를 많이 잡아야 하고 뜸봉수도 많아야 하며 일정기간 계속 떠야하는 것이므로 직접뜸보다는 마늘뜸, 뜸대뜸, 뜸통뜸 등의 간접뜸을 이용하는 것이 좋다.

⑤ 위하수

위하수란 위가 정상적인 위치보다 아래로 처져 있는 것을 말한다. 근육발육이 약한 무력성 체질이나 온몸이 쇠약해졌을 때에 오기 쉽다.

이 병에 걸리면 위의 긴장도가 낮아지고 위의 운동 및 위분비기능이 약해진다. 그러므로 먹은 것이 잘 내려가지 않고 아랫배가 묵직하며 아프다. 때로는 메스꺼워 토하기도 한다. 입맛이 떨어지며 머리가 아프고 빈혈이 오기도 한다.

이 때는 영양가가 높은 음식물을 소화되기 쉽게 요리하여 하루 4∼5차례에 나누어 먹는다. 물기가 적은 된 음식을 잘 씹어서 먹는 것이 좋다.

▶ 중완, 승만, 양문
• 중완혈
배꼽 중심으로부터 명치끝까지 사이의 중간점, 혹은 배꼽에서 4치 올라간 곳으로 위통, 구토, 복부팽만, 위경련, 위확장, 소화불량, 장명, 설사 비위허약, 황달 등을 치료한다.
• 승만혈
배꼽중심으로부터 5치 위에서 양 옆으로 각각 2치 옆으로 나간 곳, 즉 양문혈보다 1치 위이다. 위완통, 구토, 설사 딸국질, 황달 등에 쓴다.
• 양문혈
중완혈에서 양 옆으로 각각 2치씩 나간 자리, 즉 승만혈보다 1치 아래로 급성 및 만성 위염, 위경련, 위산과다, 위 및 십이지장 궤양, 위하수, 식욕부진, 장염, 담낭염, 담석증, 췌장염 등에 쓴다.

❖ 뜸치료
침혈부위를 뜸대뜸으로 하루 약 20분 동안씩 20일을 뜨거나, 중등도 크기(7X5㎜)의 뜸봉으로 하루 7장씩 10일동안 뜬다.

⑥ 변비
변비는 주로 편식하거나 채소를 적게 먹고 고기를 많이 먹었을 때, 위장이나 간장 장애 등 여러 가지 병이 있을 때, 대변을 억지로 참았을

때, 다이어트로 장운동이 둔화되었을 때 올 수 있다.

변비가 생기며 배가 불어나고 식욕이 없으며 머리가 무겁다. 그리고 변비가 지속되면 치핵을 비롯한 항문질병이 생기게 된다.

변비를 치료하기 위해서는 섬유질이 많은 음식을 먹고, 규칙적인 운동을 하며, 아침 저녁마다 자리에 누워서 무릎을 세우고 배꼽주위를 시계방향으로 문질러 주는 등 마사지를 하면 도움이 된다. 병이 원인이 되어 변비가 생겼을 때는 그 원인질병을 치료해줘야 한다.

▶ 대장유
• 대장유혈

제4와 제5허리뼈 극상돌기 사이에서 양 옆으로 2치되는 곳으로 장명, 설사, 복통, 변비, 생리통, 치질 등을 치료한다.

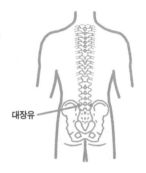

대장유

❖ 뜸치료

대장유혈에 5~7장 뜬다.

⑦ 설사

설사는 장에 염증이 생겼거나 변질된 음식을 먹었을 때, 차거나 소화가 잘 안되는 음식을 먹었을 때, 배를 차게하였거나 찬물을 많이 마셨을 때 등, 먹은 것이 제대로 흡수되지 못하고 짧은 시간에 장을 통과하여 생기는 것이다. 일시적인 설사는 약을 먹으며 조리하면 며칠이 지나 저절로 낫는다.

만성 설사는 주로 장이나 간 등에 질병이 있거나 기타 질환을 앓을 때 생길 수 있으며, 이 밖에도 여러 가지 원인에 의해 생길 수 있으므로 장기간 설사가 계속된다면 반드시 검진을 받도록한다. 특별한 이유가 없다면 뜸으로 효과를 얻을 수도 있을 것이다.

▶신궐

• 신궐혈

배꼽 가운데로 장명복통, 설사, 허탈, 중풍탈증 등에 쓰인다.

❖ 뜸치료

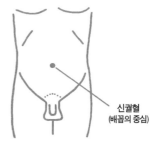

신궐혈
(배꼽의 중심)

신궐혈에 마늘쪽이나 소금을 펴고 그 위에 7~9장의 뜸을 뜬다. 만성 장염으로 오랜 설사를 할 때 뜬다.

▶이내정

• 이내정혈

둘째발가락을 굽혀서 발바닥에 맞닿을 때 발가락의 제일 도드라진 끝이 닿는 곳이다. 식중독, 소아경풍, 전간, 발가락 통증 등에 쓰인다.

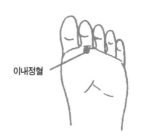

이내정혈

❖ 뜸치료

뜸을 10~15장을 뜬다. 갑자기 아랫배가 아프면서 설사가 날 때 효과적이다.

⑧ 간염

간염은 급성과 만성이 있으며 원인은 바이러스 감염 등이고, A형, B형, C형 등이 있는데 B형간염이 절대다수를 차지한다.

간염에 걸리면 오한과 고열이 나고 갑자기 식욕이 떨어지며 피로, 권태감을 느끼게 되고 눈동자가 노래지기도 한다. 때로는 갈비뼈 부근에 압박감과 함께 통증을 느끼게 되고 간이 부어 오르거나 피하에 출혈과 발진이 생길 수도 있다.

만성 간염을 미리 막기 위해서는 급성 간염의 치료를 잘 하여야 하며 위병을 비롯한 담낭질병 등을 제때에 치료하여 만성 간염이 겹치지 않도록 한다. 또한 항생제를 비롯한 약물 남용으로 간에 중독증상이 나타나지 않도록 주의하여야 한다.

▶ 행간
• 행간혈

발등쪽에서 첫째발가락과 둘째발가락이 갈라진 사이에 1푼(1~2㎜) 위가, 족궐음간경이다.

❖ 뜸치료

행간혈에 쌀알 크기의 뜸봉으로 한번에 7장씩 7~10일 동안 뜸을 뜬다.

(2) 호흡 · 순환기계 질환

① 기침

기침은 다음과 같이 나눠볼 수 있다.

첫째는 기계적 자극에 의한 방어적 반응이다. 즉, 음식물이 기도에 들어갔거나 연기나 가스, 이물질이 기도에 들어갔을 때 기도 안에 생긴 이물을 밖으로 내보내기 위한 방어적인 반사운동이다.

둘째는 감기, 편도선염, 기관지염, 폐렴, 기관지천식, 폐결핵 등의 기관지에 어떤 병변이 생겨서 일어나는 것이다.

또 가래가 섞여 나오는 마른 기침과 가래가 없이 나오는 마른 기침이 있다.

기침은 병을 더 심하게 할 수 있으며 환자들에게도 여러 가지 고통을 준다. 원인이 되는 병의 치료와 함께 기침을 막기 위한 방법을 쓰면 더 빠른 회복이 가능하다.

▶ 지양, 천돌
• 지양혈
제7과 제8 가슴등뼈 사이에 있다. 딸국질, 기침, 식도통과장애, 위경련, 급성위염 등에 쓰인다.
• 천돌혈
가슴뼈 위로 제일 우묵한 곳이다. 인후염, 디프테리아, 기관지천식, 기침, 딸꾹질, 식도 통과장애, 갑상선종 등에 쓴다.

❖ 뜸치료
지양혈과 15장, 천돌혈에 5장씩 2~3일 뜬다. 열이 있고 가슴이 답답하면서 기침이 날 때, 만성 기관지천식 등에 뜨면 좋다.

▶ 천돌, 폐유

• 폐유혈

제3과 제4가슴등뼈 사이에서 양 옆으로
2치되는 곳이며, 기침, 천식, 백일해, 코피,
비염, 각혈, 횡격막 경련 등에 쓰인다.

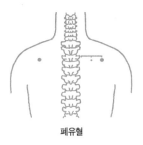

폐유혈

❖ 뜸치료

천돌혈과 폐유혈에 하루 5~7장씩 보름동안 뜸을 뜬다.

② 감기

일종의 전염성 호흡기 질환이다. 재채기, 콧물, 코막힘 등의 호흡기
증상과 함께 발열, 두통 등 전신증상이 일어나며, 메스꺼움, 구토, 설사
등의 소화기 증상도 나타날 수 있다.

바이러스 감염이 전체의 60%를 차지하는데, 공기, 침 등으로 전염되
거나 바이러스에 의해 더러워진 물건, 식기 등과의 접촉으로 옮는다.

▶ 대추, 풍문

• 대추혈

제7목등뼈와 제1가슴등뼈 사이인 곳으로 열병, 천식, 기침, 두부강
직, 간질, 학질 등을 치료한다.

• 풍문혈

제2와 제3가슴등뼈 사이에서 양 옆으로 각각 2치되는 곳으로 감기,
기침, 발열, 기관지염, 두통, 요배통 등을 치료한다.

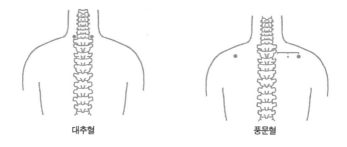

대추혈   풍문혈

❖ 뜸치료

환자를 편안하게 엎드리게 하여 팥알 크기의 뜸봉으로 15~30장씩 마늘뜸을 뜬다.

③ 폐렴

세균이나 바이러스에 의해 일어나는 폐의 급성염증이다. 폐렴은 감기나 기관지염으로 상기도에 염증이 온 것이 아래로 내려와 퍼져서 생기는 경우가 많다.

일반적으로 이 병은 어린이나 노인에게 많고 큰 수술을 받은 후나 외상, 중병 등으로 오래 누워 있는 경우에 많이 생긴다. 일반적으로 발열, 기침, 가래, 숨이 가쁜 증상이 주로 나타난다.

현재는 의학의 발전으로 폐렴에 의한 사망률은 현저하게 줄었지만, 중증 질환 말기폐렴이나 유아나 노인의 폐렴은 여전히 치사율이 높다.

▶ 대추, 풍문
• 대추혈

제7목등뼈와 제1가슴등뼈 사이인 곳으로 열병, 천식, 기침, 두부강직, 간질, 학질 등을 치료한다.

• 풍문혈

제2와 제3가슴등뼈 사이에서 양 옆으로 각각 2치되는 곳으로 감기, 기침, 발열, 기관지염, 두통, 요배통 등을 치료한다.

④ 비만

몸무게가 표준보다 20%이상 더 나가는 것을 비만이라고 한다. 비만은 영양소를 지나치게 섭취하고 섭취한 영양소를 제때 운동하여 소모하지 못할 때에 생긴다. 이밖에도 내분비 장애와 물질대사장애 등으로도 생길 수 있다.

비만은 여러 가지 병의 원인으로 작용할 수 있다. 비만이 되면 숨이 차서 활동하기 힘들고 쉽게 피곤해지며 움직이기 싫어지고, 동맥경화증, 고혈압, 당뇨병 등에 걸리기 쉬워진다.

비만을 예방하는 것은 건강하게 살아가는 데에 중요한 의의를 지닌다.

▶ 수분, 대장유, 소장유

• 수분혈

배꼽에서 1치 올라가 복부 정중앙에서 취하며, 부종, 복수, 소변불리. 장명, 복통, 만성위염 등을 치료한다.

• 대장유혈

제4와 제5허리뼈 극상돌기 사이에서 양 옆으로 2치되는 곳으로 장명, 설사, 복통, 변비, 생리통, 치질 등을 치료한다.

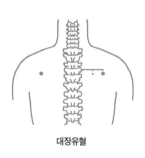

대장유혈

• 소장유혈

　제1엉치등뼈구멍(천골공) 높이에서 뒷정중선으로부터 2치 옆에 있는 오목한 곳이다. 이질, 점액혈변, 하복통, 후중증(後重症), 대하, 치질, 방광염 등에 쓰인다.

❖ 뜸치료

　수분, 대장유, 소장유를 3~5장씩 두 달 이상 뜬다.

(3) 여성에게 좋은 쑥뜸법

① 우울증
▶ 백회, 천주, 중완, 족삼리
• 백회와 천주

　머리의 혈액순환을 좋게 하고 폐에서 흡수된 산소가 잘 운반되지 않을 때 치료한다.
• 중완과 족삼리

　뇌의 영양 상태가 좋지 않을 때 치료한다.

② 생리불순
▶ 단전

　단전의 양방 2촌 있는 곳으로 난소와 관련이 있는 생리관련 질환이 생겼을 때 치료한다.

(4) 남성에게 좋은 쑥뜸법

▶ 신장, 비뇨생식기 질환

• 관원

배꼽에서 성기 바로 위 부분에 위치

7) 뜸뜰 때 자세와 주의할 점

쑥뜸을 뜰 때에는 정확한 뜸자리, 어떤 쑥을 쓰는지, 환자상태가 어떠한지를 꼼꼼하게 살펴봐야 효과를 최대한 얻을 수 있다. 또한 뜸을 뜨면서 가벼운 운동을 병행하면 기혈의 흐름을 자극시켜 좀 더 빨리 건강을 회복하는 데 도움을 줄 것이다.

(1) 집에서 쑥뜸 뜰 때 주의 할 점

① 하루에 뜨는 뜸의 수는 각 뜸자리마다 홀수로 뜬다.

② 뜸자리 주위에 물집이 생겼을 때는 소독된 바늘 등으로 터트려 짜고 난 뒤 그 자리에 뜸을 뜬다.

③ 온몸에 힘을 빼고 편하게 누워서 시술 한다.

(2) 쑥뜸을 뜨면 안 되는 사람

① 병고에 시달려 기력이 극도로 쇠약한 사람

② 고열이 있는 사람

③ 뜸을 떠야 할 부위에 피부질환이 있는 사람

④ 감각이 마비되어서 열 자극을 느끼지 못하는 사람

한방에서 병을 치료하는 과정에서 흔히 발생하는 증상을 명현반응이라고 한다. 환자가 치료를 받다가 명현반응을 나타내면 치료를 중단

해야 한다.

대표적인 명현반응으로는 뜸 치료 도중 부분적으로 붓는 현상을 말한다. 다음으로는 통증이 전신으로 번지는 현상이다. 이때는 뜸자리를 잘못 찾아서 치료를 받았거나 적절한 치료를 받지 못했을 때 나타난다. 또한 환자가 두통을 호소하거나, 호흡곤란, 가슴이 답답하다고 하면 즉시 치료를 중단해야 한다. 그 밖에 두통, 나른함, 식욕부진이 나타날 수도 있다.

(3) 쑥뜸의 효과를 높이기 위한 금기사항

① 부부관계 후나 음주 후, 지나친 과로로 몸이 허해진 상태에서는 뜸을 뜨지 않는다.

② 술, 밀가루음식, 닭고기, 돼지고기, 날고기 같이 찬 음식을 먹지 않는다.

③ 뜸을 뜬 후 2시간 이내에는 물을 묻히지 않는다.

④ 뜸 후에는 찬바람을 피한다.

(4) 뜸뜰 때 자세와 주의할 점

① 뜸을 뜨는 자세는 놓기에 편리하면서도 환자의 몸을 편하게 하는 것을 원칙으로 한다. 배 부위에 뜬다면 편안히 누워서, 등 부위에 뜬다면 엎드려서 뜨는 식이다.

② 뜸은 피부에 흠집을 남긴다. 직접뜸일 경우는 물론이며 간접뜸도 자칫하면 물집이 잡힐 수 있으므로 뜸자리를 정할 때 신중해야 한다. 특히 얼굴에 흉터를 만드는 뜸을 뜬다거나 손이나 발, 누우면

베게가 닿는 목 뒷부위, 앉으면 바닥에 닿는 엉덩이부위 등에 뜸을 떠서 일과 생활에 지장을 받게 하지 말아야 하며 이런 곳에는 가급적 뜸을 뜨지 않는 것을 원칙으로 한다.

③ 며칠 밥을 먹지 못했거나 지나치게 많이 먹었을 때, 고열이 날 때는 뜸을 뜨지 말아야 한다.

④ 임신부는 등, 배, 가슴, 허리 등에는 뜸을 뜨지 말며 특히 임신 3개월 이내의 임신부는 뜸을 뜨면 안된다.

⑤ 뜸을 뜬 후 농이 생기는 것은 정상이지만 비위생적으로 관리하면 세균감염이 될 수 있으므로 상처가 아물 때까지는 조심하는 것이 좋다. 특히 당뇨나 관절염이 있는 환자는 뜸을 뜨다 화상을 입어 감염되지 않도록 조심해야 한다.

⑥ 피부가 예민한 사람은 주사를 맞을 때처럼 미리 알코올로 소독을 하고 뜸을 뜨는 것이 좋다.

5. 약탕법(藥湯法)

약탕법이란 병의 치료를 위하여 뜨거운 욕탕에 한약재, 즉 약초를 넣어 몸을 담그는 방법을 말한다. 이와 같은 약초를 이용한 목욕법은 과거 약재를 끓여 증기를 쏘이고 그 약물로 전신을 씻어내는 약물요법에서 유래한 것이라 하는데, 조선시대에는 한의학의 독특한 영역으로까지 발전되었다. 최근에는 여러 가지 목욕요법을 통해 적게는 미용효과에서부터 크게는 각종 질병을 치료·예방할 수 있다는 것이 알려지면서 사람들의 관심이 높다. 무엇보다 치료에서 비롯되는 부작용이 없고 간단히 재료를 구입해 할 수 있다는 점이 장점이다.

1)쑥 목욕요법

(1) 약쑥 목욕

쑥탕은 쑥에 함유된 치네올, 스욘, 세스키테레핀 등의 약효성분을 피부로 스며들게 하는 좋은 방법이다. 특히 치네올이라는 정유 성분은 목욕 후 피부에 엷은 막을 형성한다.

쑥목욕을 함으로써 얻어지는 첫 번째 혜택은 피부가 부드러워 진다는 점이다. 피부가 적당한 자극을 받아서 세포가 활력을 되찾아, 탱탱해진다.

또한 몸이 찬 사람이 쑥목욕을 꾸준히 하면 기초체온이 올라가며 감기에 걸렸을 때 쑥목욕을 하면 즉시 효과를 볼 수 있다.

✿ 약쑥 목욕하기 1

말린 약쑥을 면 주머니에 넣어서 목욕물에 담근다. 쑥물이 우러나오기 시작하면 주머니를 여러 차례 흔든다. 충분히 우려낸 뒤에 욕탕 한 구석에 고정시키고 입욕(入浴)한다.

따뜻한 쑥탕에 들어가면 피부의 모공이 열리고 혈관이 확장되어 혈류가 촉진되며 쑥의 갖가지 좋은 성분이 몸에 스며들게 된다. 하지만 탕의 온도가 너무 높으면 오히려 혈관이 수축되므로 욕탕물은 너무 뜨겁지 않은 것이 좋다.

아침저녁으로 하루 2회 10~20분씩 몸을 담그는 것이 좋다.

쑥탕은 특히 루머티스통에 효과가 있으며, 증상이 심하면 쑥의 양을 늘리면 좋고, 특히 통증이 심한 부위는 쑥주머니로 직접 찜질하여도 좋다. 또한 약쑥에는 항균·소염작용이 있어 여드름과 습진, 피부 트러블, 알레르기를 치유해 주는 효과가 있다.

✿ 약쑥 목욕하기 2

[재료]

말린 약쑥 20g, 귤껍질(귤피) 5g

각 재료를 면포 주머니에 넣어서 뜨거운 욕조에 넣어 목욕 하면 몸의 냉기가 해소되고 생리통, 생리불순 등에 효과가 있으며 향기도 좋다.

(2) 약쑥 좌욕

약쑥을 이용한 약탕법에는 전신욕이 아닌 부분욕으로서의 좌욕도 효과가 크다. 좌욕이란 좌욕기나 대야를 이용하여 항문이나 생식기부위를 준비한 온수에 담그고 앉아 있는 것을 말한다. 쑥 좌욕법이란 온수에 쑥을 첨가하여 좌욕의 효과를 높이는 것이다. 좌욕은 무척 오랜 역사를 가지고 있는 민간요법의 한가지로 효과에 대한 체계적인 연구가 되어 있는 물리 치료법 중의 하나이기도 하다.

이런 좌욕에 대하여 체계적으로 알려지게 된 것은 19세기 중반 독일의 한 신부에서 부터이다. 사제가 되기 위한 공부를 하던 중 심신이 극도로 쇠약해진 신부는 우연히 좌욕이 설명되어 있는 조그만 책자를 발견하여 스스로 적용해보고는 놀라운 치유효과를 알게 되었다. 그리고는 자신을 찾아오는 가난한 사람들을 물을 이용하여 고치기 시작한 것이 소문이 나서 전국에서 수많은 환자들이 몰려들었는데 교황 레오 13세, 영국 국왕 에드워드 8세도 이 신부의 치료를 받았다고 한다.

쑥 좌욕에 필요한 것은 엉덩이가 잠길 정도로 충분히 넓은 대야 두개와 배꼽까지 잠길 정도의 뜨거운 물(섭씨 41-43℃ 정도)과 찬물(섭씨 14-24도 정도), 그리고 말린 쑥 뿐이다. 말린 쑥은 거즈나 면포로 된 주머니에 넣어서 좌욕할 온수에 넣어 쑥물을 우려낸다. 이때 사용하는 쑥은 찬 성질을 가지고 있는 인진쑥이 아닌 따뜻하고 통증을 억제하는 효능을 가지고 있는 애엽(艾葉)을 사용해야 한다. 흔히 약쑥이라고도 불리는 애엽은 여성의 냉증을 치료하는데 특효를 가지고 있다.

쑥 좌욕을 할 때는 대야에 쑥을 우려낸 뜨거운 물과 찬물을 가득 채우고 뜨거운 물에 2~3분, 찬물에 10~20초 동안 엉덩이를 담구는 일을 5~8회 반복한다. 물론 끝낼 때는 언제나 찬물로 끝내서 혈관을 수축하여 체온이 도망가지 못하도록 해야 한다. 이렇게 냉온욕을 하면 혈액순환이 왕성해지면서 울혈을 풀어줄 뿐만 아니라 각종 호르몬을 분비

하는 내분비선을 자극하고, 염증을 가라앉히며 간의 해독 작용을 증진시킨다. 좌욕 후에는 부드러운 수건으로 닦거나, 가려움증이 있는 경우는 드라이어로 시원한 바람을 일으켜 습기를 완전히 말린다.

약쑥 좌욕은 하복부의 혈액순환 개선 및 림프액순환을 촉진시켜 생리통, 하복통, 요통, 신경통 등의 통증을 완화시키며, 생리불순, 냉 대하 등의 부인병에도 도움을 준다. 또한 강한 살균력과 소염작용이 환부에 직접 영향을 미치므로 항문병에도 좋은데, 치질, 음부 가려움증, 냉대하, 자궁염증, 항문질환, 전립선 질환 등이 있을 때 청결을 유지시키며 질환 개선에 도움을 준다. 그 밖에도 자궁부속기 및 항문 주위의 혈액순환을 왕성하게 하여 하복부의 노폐물이나 지방질을 제거하여 비만 및 여성질환을 예방, 치료하는 효과를 낼 수 있다.

너무 뜨겁지 않도록 하되 온 몸에서 땀이 나고 등이 후끈 달아오를 정도로 한다.

명나라의 『의학강목』에는 이질로 항문이 아플 때에는 묵은 약쑥 잎과 황랍, 가자를 태워 그 연기를 쏘이면 효과가 있다고 하였다. 그리고 송나라 진무택이 쓴 『삼인방』에는 치질이나 치루로 인해 피고름이 나올 때는 손가락 3개 너비만한 위피, 대추씨만큼의 웅황, 달걀크기만큼의 묵은 약쑥을 함께 넣고 가루내어 질그릇에 넣고 태운다. 그 위에 앉아 입에서 연기내가 날 때까지 연기를 쏘이되 3일에 한번씩 3번만 하면 낫는다고 한다. 단, 이 때는 닭고기, 돼지고기, 생선, 날 것, 찬 것 등을 삼가야 한다고 한다.

또한 약쑥 연기는 십이지장 유충을 죽이는 작용을 한다. 약쑥을 1.5 ㎝정도 되게 담뱃대처럼 말아서 불을 달아 약 5분 동안 좌훈을 한다.

(3) 좌훈의 작용과 효과

　좌훈을 하면 뜨거운 증기 혹은 연기가 자궁, 질 등의 생식기 및 항문으로 들어가 살균, 소염, 수축작용 및 영양공급을 하고, 냉한 하복부를 따뜻하게 하여 자궁부속기 및 항문주위의 혈액순환을 왕성하게 한다.

　이 때의 살균작용으로 가려움증, 여성의 질염, 냉대하 등과 각종 질병을 치료·예방하는 데에 효과가 있으며, 염증을 가라앉히는 소염 작용에 의해 치질, 치루 등의 항문질환, 남성의 전립선염, 전립선 비대증 등의 전립선 질환에도 효과적이다.

　좌훈 요법은 수축작용과 진통작용도 있어서 산후조리 및 각종 여성 질환에도 유용하다. 냉한 하복부를 따뜻하게 하여 자궁 부속기 및 항문 주위의 혈액과 림프액의 순환을 왕성하게 하여 생리통, 하복통, 요통, 산후통, 신경통 등을 완화시켜준다. 또한 여성 호르몬의 분비가 원활하도록 유도하며, 출산으로 이완된 자궁과 질이 자연히 수축되도록 하여 산부인과 질환을 예방하는데에 도움을 주기도 한다.

　여성의 경우, 피로가 쌓이거나 살을 빼기 위해 자주 굶으면 호르몬이 정상적인 힘을 잃어 난소 기능이 떨어진다. 이 때 생기는 노폐물이 군살이 되고 성호르몬이 제대로 나오지 않으면 뼈의 밀도가 떨어져서 갑자기 체중이 늘어나는 경우도 있다. 이럴 때 좌훈을 통해 나쁜 기운을 내보내고 좋은 기운을 들여보내 몸을 보하고 기를 순환시켜

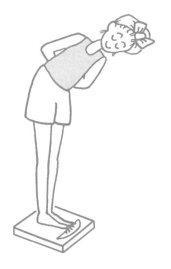

지방질을 연소시키고 하복부의 노폐물 등을 빼내는 등 대사기능을 원활하게 하여 하복부 비만에도 도움을 준다.

또 사회적인 문제로까지 부각되고 있는 불임에도 좌훈요법이 도움이 된다. 좌훈을 하게 되면 생식기가 깨끗해지면서 임신할 수 있는 최적의 조건이 만들어지고 호르몬도 원활히 분비되어 자연스럽게 아이가 생기게 된다는 이론이다.

좌훈 요법은 이처럼 여성들에게 유용한 치료법이기도 하지만 남성들의 치질, 치루, 정력저하, 전립선염, 전립선비대증을 예방, 치료하는데도 효과가 크며, 회음부를 자극하여 생식기 내의 조직을 활성화시켜, 혈액순환을 활발하게 해주며 양기를 북돋아 주어 정력에도 도움이 된다.

회음은 생식기와 항문의 중간에 위치한 인체의 뿌리라고 할 수 있는 중요 혈자리이다. 훈증을 하면 회음에 뜸을 뜨는 것과 같아 온 전신에 쑥의 양기를 보내어 전신에 활력을 주며 건강증진에 도움이 되는 효과를 얻을 수 있다.

2) 쑥 찜질요법

(1) 쑥 온찜질 하기

찜질은 오랜 옛날부터 병의 예방과 치료에 써온 방법의 하나로 그 효능이 뚜렷하여 오늘날도 널리 쓰여지고 있다. 찜질 치료는 찜질에 쓰이는 재료를 손쉽게 얻을 수 있을 뿐만 아니라 또 찜질하는 방법이 매우 간단하므로 누구나 방법만 알면 이용할 수 있는 좋은 치료 수단이다. 이처럼 간단한 치료로 일부 병치료에서는 약물치료나 침, 뜸 치료 못지 않게 좋은 효과를 보이기도 한다.

찜질치료는 찜질할 때 쓰는 재료와 그 온도, 찜질하는 방법에 따라 그 종류가 여러 가지로 더운 찜질, 찬 찜질, 약물찜질, 광천 찜질 등 다양하다.

쑥 찜질요법은 예로부터 행해지던 약물 찜질 중에 하나로, 명나라 이천이 편찬한 『의학입문』에는 배꼽을 따뜻하게 하기 위해 배를 감싸는 처방으로 여러 가지 약재와 함께 묵은 약쑥을 흰 비단에 넣어 배를 감싸는 방법을 소개하였는데, 주로 여성의 대하나 월경이 고르지 않는 것, 임신하지 못할 때에 사용되었다.

이처럼 쑥을 넣은 복대나 베개, 깔개 등의 형태로 만들어 찜질하는 방법도 있고, 약재를 찧어서 피부에 붙이는 방법도 있으며, 요즈음에는 쑥찜질 기계나 쑥을 넣은 찜질팩이 나와서 많이 이용하기도 한다.

또한 목욕할 때에 쑥주머니를 탕에 넣고 우리면서 그 쑥으로 찜질을 해주면 쑥이 따뜻하게 덮혀져 있어 더운 찜질과 약물찜질이 동시에 행해져 약효가 피부나 점막을 통해 더 빠르게 흡수된다.

① 어혈이나 근육통에는 신선한 쑥을 짓찧어 아픈 부위에 붙이면 통증이 없어진다.

② 관절염, 타박상, 신경통에는 쑥을 짓찧어 술이나 식초를 약간 섞어서 붙이면 효과가 있다.

③ 요통에는 쑥떡을 만들어 따뜻하게 데워서 아픈 부위에 붙이고 천으로 싸매어 두면 잘 낫는다. 서너 번만 하면 큰 효과를 볼 수 있다.

④ 아랫배가 늘 차갑고 소화가 안 되며 설사를 할 때에는 쑥을 아랫배

에 대고 천으로 허리를 감고 지내면 좋다.

(2) 쑥 냉찜질 하기

여름철 강한 햇빛에 피부가 장시간 노출되어 피부가 화끈거리고 벌개졌을 때나 벌레에 물려 가려운 증상이 있을 때 이용하는 방법이다.

찬 찜질은 혈관을 수축시켜 혈관벽을 치밀하게 하여 혈액을 따라 병균이나 독소가 주위조직으로 퍼져나가는 것을 막아준다. 또 혈액 속의 물, 소금, 백혈구 등이 밖으로 빠져나가지 못하게 하여 염증이 생기거나 퍼지는 것을 막아주며 통증을 덜어주고, 열을 내릴 수 있다.

쑥 찜질의 효과로는 떫은 맛 성분인 타닌 성분이 역시 세포조직을 조여주는 역할을 하며 쑥의 각종 비타민 성분이 피부세포의 회복을 도와준다.

① 말린 쑥 15g을 거칠게 부수어 약 $500 \sim 600 ml$ 의 물을 붓고 그 물이 반으로 졸아들 때까지 약한 불에 달인다.

② 달인 후 찌꺼기는 걸러내고 액체만 남긴다.

③ 남은 액을 식혀서 차게하여 수건에 묻혀 냉찜질을 한다.

(3) 달여서 얻은 쑥액으로 찜질하기

쑥을 사용하면 피부에 독이 올랐거나, 땀띠, 습진 등에도 효능을 볼 수 있다. 한의학에 따르면 쑥을 하루에 15g씩 3컵의 물을 붓고 양이 절반으로 줄어들 때까지 약한 불에 달여 찌꺼기를 버리고 식힌 다음 거즈를 이용해 환부에 대주면 효과를 볼 수 있다.

🌸 쑥방석 만들기

냉기때문에 일어나는 요통이나 신경통에 쑥방석이 효과적이다.

• 준비물 : 쑥 1㎏, 방석용 천 약 1마, 지퍼 47~50㎝, 방석솜

① 가능하면 초봄의 쑥을 채취하되 앉았을 때 배기지 않도록 거친 줄기는 골라내고 잎으로 1㎏을 준비한다.

② 준비한 쑥잎을 깨끗이 씻는다.

③ 쑥잎을 엮어서 햇볕에서 바삭거리는 소리가 나도록 충분히 말린다. 덜 마르면 커버에 습기가 스머들므로 잘 말려야 한다.

④ 그림과 같은 크기로 정사각형의 앞판과 직사각형 2장의 뒤판용 천을 준비한다.

⑤ 직사각형의 뒤판 2장을 겹쳐서 지퍼를 단다. 지퍼를 달 때는 먼저 뒷판의 작은 천부터 세로의 한쪽 면을 1㎝ 접어 지퍼에 대고 박음질한다. 큰판을 박음질할 때는 세로의 한쪽 면을 약 2㎝ 접어서 박음질 하되 지퍼를 가릴 수 있도록 작은 판과 큰 판이 약 0.5㎝정도 겹치게 하여 박음질한다.

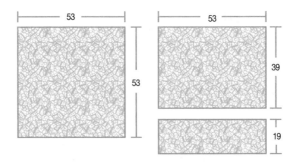

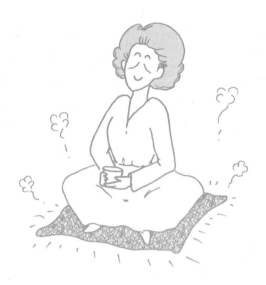

⑥ 정사각형의 앞판과 지퍼가 달린 뒤판을 겉과 겉이 마주보게 한 다음 4면을 모두 바느질한다.

⑦ 바느질이 다 되면 지퍼를 열어 뒤집는다.

⑧ 말라서 $\frac{1}{3}$정도로 줄어든 쑥을 얄팍한 방석솜 위에 얹어 넣는다. 쑥만 넣으면 너무 쉽게 꺼지기 때문이다.

⑨ 쑥은 습기에 약하므로 습기가 차지 않도록 햇볕에 말려가며 사용해야 좋고, 방석이 꺼진 느낌이 나면 쑥을 채워주며, 쑥 잎은 적어도 1년에 한 번은 바꿔주어야 한다.

쑥을 뜯어 말릴 수 없을 경우에는 건재약방 등에서 말린 쑥을 구입한다. 또한 방석을 만드는 일이 번거로울 때는 집에 있는 방석을 이용해도 좋을 것이다.

같은 방법으로 만든 방석을 요에 2장을 나란히 깔아주면 쑥요로 이용할 수 있다. 위치는 어깨부터 등 부분에 하나, 허리 부분에 하나를 깐다. 이렇게 하고 잠을 자면 쑥이 닿지 않은 발까지 따뜻해지므로 수족냉증이 있는 사람에게 좋으며, 어깨결림 등에도 효과가 좋다. 또한 좋은 약쑥의 향기로 편안하게 숙면을 취하게 되며, 자고 나면 머리가 맑아지는 효과가 있다. 여름철에는 쑥으로 인해 모기 같은 벌레가 가까이 오지 않는다.

쑥베개, 복대, 허리대 등으로도 역시 응용하여 만들 수 있다.

3) 쑥 훈증요법

(1) 훈증 미용법

약쑥을 이용한 훈증 미용법은 보통의 세안으로는 제거되지 않는 모공의 노폐물을 제거하고 모세혈관의 혈행을 원활히 하며 피부의 말단 조직에까지 영양분을 보내는데 효과적이다. 이로써 모공이 열려 땀과 함께 노폐물이 배출되는 등 피지분비가 원활해 져서 피부가 청결해지며 수증기로 인한 보습효과도 얻어져 건강하고 아름다운 피부가 되는 것이다.

또한 뜸의 온열자극과 마찬가지로 훈증을 통해 인체에 백혈구 수를 증가시켜 환부 및 피부질환의 세포재생효과가 있다.

약쑥의 은은한 향기와 약효성분을 직접 코로 흡입함으로써 기분도 상쾌해진다.

약초는 질 좋은 마른 약쑥으로 적당량씩 매번 새것을 사용하도록 한다. 넓은 도자기 그릇에 마른 약쑥을 넣고 끓는 물을 부어 뜨거운 김을 한 김 날린 후에 보자기나 큰 수건으로 증기가 새지 않게 감싸서 머리에 쓰고 증기를 쐰다.

끓인 물에 깨끗이 씻은 약초를 잠길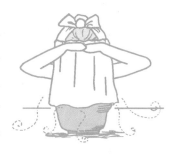
정도로 넣고 뚜껑을 덮은 채로 약한 불
에서 5~10분정도 약초를 우려낸 다음
그 물을 대야에 담아 수증기를 쐬어도
좋다..쑥 수증기를 얼굴에 쐬면 기미나
얼굴의 잡티를 옅게 해주며, 특히 여드
름피부에는 약쑥 훈증을 권할 만하다.

건성피부나 민감한 피부는 약 5분 정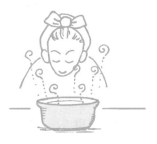
도 쏘여주는 게 적당하고, 지성피부나
여드름피부는 10분~15분 정도 쏘여
준다.

적당히 쐰 후에는 그 물에 짠 물수건
으로 얼굴을 부드럽게 닦아내고 피부
가 마르기전에 스킨, 로션과 영양크림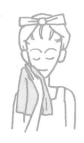
을 발라준다. 지성피부나 여드름피부
는 이틀에 한번 정도 쐬는 것이 피부를
청결히 하는데 도움이 되며, 건성이나
보통피부는 주 1회 정도하면 좋다.

수증기를 쐴 때에는 약쑥과 함께 박
하, 장미 등을 함께 사용해도 좋다.

(2) 쑥 훈증요법과 알레르기성 비염

한방에서는 알레르기성 비염을 증상에 따라 크게 다음과 같은 3가지
로 구분해 치료한다.

① 풍한(風寒)형

풍한형 비염은 몸의 냉기로 인해 발생하는 것으로 증상은 재채기를 하며 맑은 콧물을 흘리는 것이다. 추위를 타는 사람에게 잘 생기며 찬 바람을 쐬면 더욱 심해진다.

② 풍열(風熱)형

풍열형 비염은 몸안의 열기로 인하여 발생하는 것으로 재채기, 콧물, 코막힘의 증상을 보인다. 특히 콧물이 누렇고 끈끈한게 특징이다. 풍열형 비염을 치료하기 위해서는 기본적으로 몸의 열을 내려주어야 한다.

③ 비허(脾虛)형

비허형 비염은 소화기와 폐가 제 기능을 다하지 못할 경우나 면역기능이 저하될 때 나타나는 만성비염이다. 재채기와 코막힘이 특히 심하다. 만성피로, 식욕부진, 설사 등의 증상을 동반한다.

알레르기성 비염은 원인이 되는 항원이 코로 들어오는 것을 차단하는 것이 가장 중요하다. 먼지가 많이 생기는 카펫은 사용하지 않는 것이 좋으며, 이불이나 베개 등의 침구류는 자주 세탁하고 햇빛에 말리는 것이 좋다. 또한 동물의 털이나 비듬도 하나의 원인이 되므로 피하는 것이 좋다.

일반 가정에서 손쉽게 할 수 있는 알레르기성 비염의 치료방법은 집안의 습도를 조절하여 건조하지 않게 하는 것과 약쑥을 삶아서 물에서 올라오는 뜨거운 김을 코와 입으로 번갈아 가며 들여마시면서 훈증하는 것이다.

또한 알레르기 비염만이 아니라 쑥 훈증은 천식이나 기침에도 효험이 있다. 원나라 때 주진형이 쓴 『단계심법』에는 천식이나 기침 때 태우면서 냄새를 맡는 약[喘嗽熏藥]으로, 천남성·관동화·불이초·웅황·아관석을 각각 같은 양으로 넣어 가루내어 약쑥에 섞은 후 불을 붙여서 연기를 마시는 방법을 소개하며 오래된 천식과 기침은 이 약이 아니면 낫지 않는다고 하였다.

(3) 기타

그 밖에 입 안에서 불쾌감을 주는 역한 냄새가 날 때 인진쑥을 말려 잘게 썬 다음 담배처럼 말아서 피우듯이 연기를 빨아서 입에 머금고 1~2분 있는다. 하루 2~3번씩 하면 해독작용, 항균작용이 있다.